神奇的簡老師對應處理法

讓你告別痠痛　天天筋鬆快

專業足部按摩達人
實證派抗病理療師
簡綉鈺 著

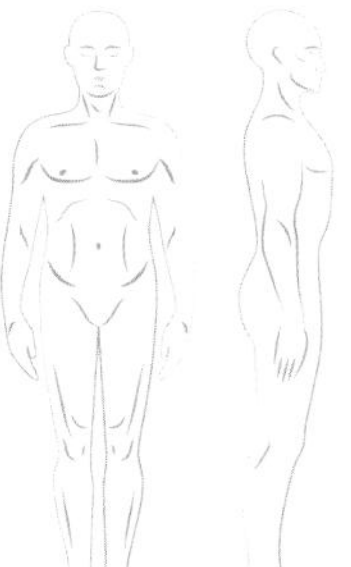

遠流出版公司

神奇的簡老師對應處理法
讓你告別痠痛天天筋鬆快

作　　者　　簡綉鈺
執行編輯　　繆沛倫
美術設計　　賴姵伶
行銷企畫　　高芸珮

發 行 人　　王榮文
出版發行　　遠流出版事業股份有限公司
地　　址　　臺北市南昌路 2 段 81 號 6 樓
客服電話　　02-2392-6899
傳　　真　　02-2392-6658
郵　　撥　　0189456-1
著作權顧問　蕭雄淋律師
法律顧問　　董安丹律師

2014 年 12 月 01 日　初版一刷
行政院新聞局局版台業字號第 1295 號
定價　　新台幣 300 元

ISBN 978-957-32-7544-2
遠流博識網 http://www.ylib.com E-mail: ylib@ylib.com

如有缺頁或破損，請寄回更換

國家圖書館出版品預行編目(CIP)資料

神奇的簡老師對應處理法：讓你告別痠痛天天筋鬆快 / 簡綉鈺著. -- 初版. -- 臺北市 : 遠流, 2014.12
面； 公分
ISBN 978-957-32-7544-2(平裝)
1.按摩 2.經穴 3.腳

413.92　　103023332

目次

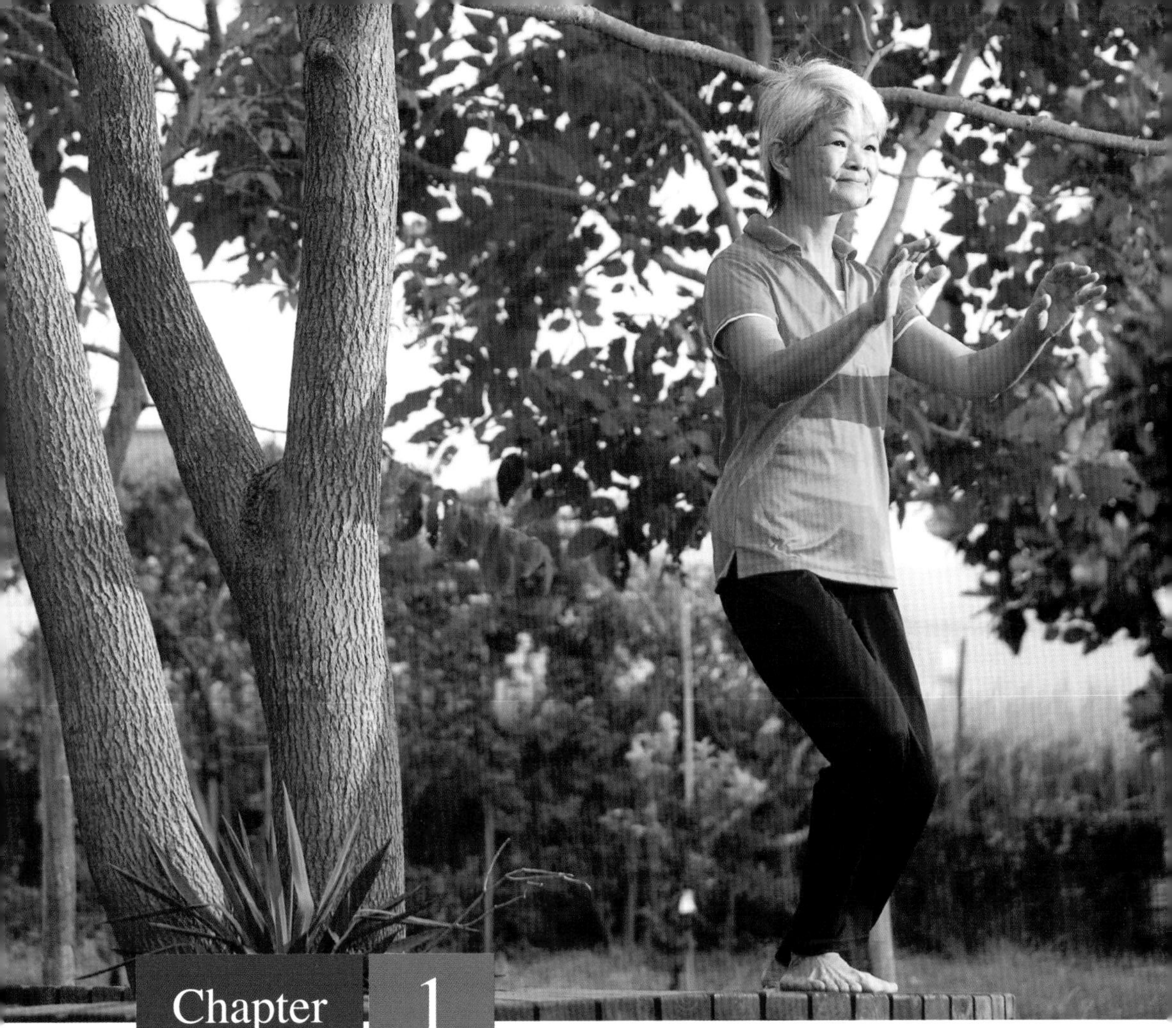

Chapter 1

對應處理法
讓你遠離不必要的病痛

久年疼痛好不了？復健效果不彰，不得不開刀嗎？
與其束手無策，何不試試看「對應處理法」。
人體極其奧妙，每個部位總有另外一處「對應部位」，
當遇到某個部位不好治、難以處理的時候，
不妨從它的對應部位著手處理，可獲得令人驚喜的改變。

1-1 我為什麼要寫這本書？

痠痛纏身而求助無門的人何其痛苦！

一位身體原本非常硬朗的六十八歲阿伯，二〇一三年八月某天背著除草機割草時，不慎從駁坎上跌落到三、四公尺下的柏油路上，不幸中的大幸是他仰躺跌落地上時，割草機墊著他的後背，因而保住了一條老命。但是他肩頸嚴重受傷，頸部無法轉動，同時出現遺尿症狀。持續就醫求診五個多月後，疼痛得到緩解，但上述症狀始終無法有突破性的改善，從此生活大受影響，更別說是從事農作了。

隔年二月中他透過好友找我按摩，他腳拇趾腹上的後腦反射區深層疼痛感非常強烈，其他部位都沒有陽性反應。於是我採用「對應處理法」，敲打和按摩他臀部和下肢七、八個部位，無一處不讓他痛得齜牙咧嘴，但是幾分鐘後他馬上感覺肩膀不再那麼僵硬緊繃，頸部也鬆弛多了，頸部轉動的幅度也稍稍增加。這是他半年多來第一次經歷到的良好感受，讓他重燃復原希望。

之後我一一示範按摩和敲打的手法，並解說疼痛部位和處理部位的對應情形，教他回家後如何DIY及家人該怎樣幫助他。我提醒他持續地做，一定會逐漸改善症狀，遠離疼痛。

一個月後他又來了，問他情形如何，他興奮地說：「好七成了！」

接著我兼用「對應處理法」和刮痧法幫他處理更深層、更細微部位的傷痛，又教他做些鬆筋操，他當下又進步了許多，歡歡喜喜地離去。

至於遺尿症狀，我猜測是因為後腦嚴重受創，腦下垂體受傷，自律神經受損、失調所致，透過足部按摩後腦反射區，假以時日，應該也可以獲得緩解。

我為什麼要推介「對應處理法」？

近兩年多來，我遇到非常多因為意外傷害或過勞造成的各種疼痛個案，這些患者通常都尋求過中、西醫和推拿、整骨等治療方式，但往往無法根治，於是懷著一線希望，求助於足部按摩。足部按摩確實能處理許多筋骨痠痛的問題，但這方面的按摩手法難度相當高，一般人DIY時比較不容易達到滿意的效果。為了一般人的需求，於是我在足部按摩之外，也嘗試將「上病下治，下病上治」的原則應用在處理筋骨痠痛的問題上。

眾所皆知，「頭痛醫頭，腳痛醫腳」往往沒有太大的療效，相對地，中醫學卻有「上病下治，下病上治」的療法。這源自於歷代的中醫師累積經驗整理出來的治療方法，它的原則大抵是這樣的：例如有些出現在胸腔的症狀，病根卻是在腹部，從胸腔去處理，效果不彰，但從腹部去處理，療效反而明顯；反之，腹腔出現問題，症狀若反應在胸腔上，處理點也是要放在腹腔而不是患者感覺不適的胸腔部位。

簡單地說，「上病下治，下病上治」就是治本而非治標的醫療思維的實現。中醫較多透過藥物體現它的精神。我不懂藥理，但我想另闢蹊徑，於是開始摸索、思考：是否也可以在按摩、推拿、敲打等領域裡找到「上病下治，下病上治」的處理原則，並且發揮效果？

累積了兩三年的經驗和無數個案例後，我發現幾乎所有的筋骨痠痛部位都有它們的「對應部位」，就是最容易處理痠痛的部位，而且處理後的效果甚佳，往往能改善許多筋骨方面的疑難雜症。

於是，我整理出兩年多來的經驗和心得，與您分享。

1-2 痠痛、疼痛會造成身心極大的負荷

二〇一一年五月在西雅圖初遇五十歲的D女士，日裔美籍的小學教師，個兒嬌小，形容憔悴。她高中時上體育課從高處摔下來，傷到腰背，一直沒有痊癒，所以三十多年來備受腰背疼痛之苦，睡不好，精神不濟，以致時時看起來都非常疲憊。

在朋友強力推薦下，她接受足部按摩後，起身當下，驚喜地高呼：「amazing！」兩週後她再度來按摩時，在場所有的人都非常驚訝，因為他們以前從來沒有見過像她當時氣色紅潤，神采奕奕的模樣。

很多人都有不同部位、不同程度的痠痛、疼痛經驗。痠痛、疼痛會讓人不舒服，也會影響生活和工作。若一直無法消除它，除了服用止痛藥，就只能忍受它了。D女士就這樣忍受了幾十年疼痛，而在忍受疼痛的過程中，她的精神、體力和心力都被慢慢消蝕了。

透過足部按摩消除她腰背疼痛後，她竟然可以在兩個禮拜後恢復相當的體力和精神，以此可見痠痛、疼痛對健康的傷害。但是因為它往往沒有急迫性，很多人在無可奈何時也就學會逆來順受，任憑它蠶食掉自己的活力和元氣。

沒有外傷的痠痛、疼痛是能感受得到的「症狀」，而導致此症狀最普遍的原因是氣血「不通」。長期姿勢不良、過勞、外力壓迫或撞擊、長期情緒壓力導致氣鬱或氣滯、過多的溼氣或寒氣積滯體內等因素，都會影響氣血的暢通度，累積出痠痛、疼痛的症狀。

當身體有痠痛、疼痛時，不僅會耗損身體的元氣，連睡眠、食慾都會受影響，久而久之，新陳代謝、免疫力都跟著下降，身體越來越虛弱，許多疾病相繼纏身，卻往往找不出病因而讓醫師束手無策，病患痛苦不堪。

除了吃藥打針，還有其他的方式可以緩解或完全消除痠痛、疼痛的出路在哪裡呢？

改變體質，是消除痠痛、疼痛的治本方法

我們留意觀察自然界不同的現象，就能思索出消除痠痛、疼痛的出路了。

一年四季，春夏秋冬不斷地更迭變化。梅雨季節來臨時，很多人會明顯感覺全身困重沈悶，渾身有說不上來的不舒服感。就醫檢查，一切正常，醫師勸你放鬆心情多休息，不要想太多。至於有風溼疾患的人，遇到黏答答的天氣就更難過了。

天氣會影響健康，它的「威力」也反應在我們居住的環境。牆壁發霉，所有家具都黏黏膩膩的，衣物容易受潮，地板溼滑，無一處是清爽的。

反之，秋高氣爽季節，環境無處不乾爽，整個人無「溼」一身輕，連心情、腳步都特別輕鬆。這些現象在說明什麼？空氣的清新或污濁直接影響我們的健康之外，空氣的「狀態」也關係到我們的健康。

空氣有哪些不同的狀態呢？中醫將它分為六種：風、溼、暑、寒、燥、火，稱它作「六氣」。涼風徐徐，讓人心曠神怡。若是寒風刺骨呢？或氣溫過高、溼度太大呢？就會讓人不舒服，甚至因此生病了。

所以中醫學理將空氣變化的狀態超出我們的身體所能承受，甚或導致疾病的，稱為「六邪」或「六淫」（淫，在此用其最本義是「過度」的意思）。例如：冰天雪地裡的寒氣、過冷的空調（冷氣）、刺骨的寒風、溼氣過高或過度乾燥、夏天讓人中暑的高溫等等都是。古人講「風調雨順」，具體地說，就是六氣平和。

「六邪」往往會結伴而來，寒氣和溼氣最容易乘著「風邪」的翅膀來傷害人，所以才會有「受風寒」、「風溼病」等詞彙。

除了外在環境的高溫會讓人生病，多吃了燒烤油炸、燥熱的食物，以及熬夜、錯誤的進補都容易導致「上火」，出現口苦、牙齦浮腫、嘴破、便秘、晚上多夢睡不安穩等，體內的寒熱失去平衡的症狀。

身體的火氣大了，情緒也會跟著煩躁不安，對外界環境變化的忍受度降低。生理、心理相互影響的例證比比皆是，這是我們比較容易注意到的一點。

了解上述說明之後，我們就很容易找到消除痠痛、疼痛的方法了，就是隨時做好體內環保！祛除體內多餘的溼氣、寒氣、風邪、火氣等「濁氣、濁水」，消除這些容易阻礙氣血循環的因素，就能享受無毒一身輕，神清氣爽的生活了。

西雅圖的D小姐經過足部按摩後竟然能在短短的時間內就感覺渾身舒暢，睡眠和新陳代謝獲得大改善，氣色變得紅潤，神采煥發。為什麼？因為滯留在她腰背部位的風邪、寒邪被驅趕出體外了——身體最弱的部位，往往會成為外邪滯留、作怪的地方。她不需要再時時刻刻耗損元氣去對抗、處理體內的風邪、寒邪，就像一位負重奔跑者，一旦拋掉重擔，他就能輕鬆地向前直奔一樣。

「戶樞不蠹，流水不腐」，同理，只要人的氣血一直維持旺盛、暢順，身體的自癒力就能發揮它的本能，要生病也難，痠痛、疼痛更不會惹上身來。邀請你來，舒展你的筋骨，暢通你的氣血，天天「筋．鬆．快」，永遠揮別痠、疼、痛。

1-3 什麼是「對應處理法」？

疼痛時，不是直接在疼痛部位按摩或推揉，而是在相對應部位著手處理而得到消除痠痛症狀的目的。

「上病下治，下病上治」原則，應用在處理筋骨痠痛方面，可以用「部位的對應」及「質地的對應」這兩者來著手。

身體的某一個部位出現疼痛時，首先依循「對應部位」分類，找出對應的部位，人體各處對應部位的大原則，我們會在下一章細述，請見第三十七頁。

找到對應部位之後，再辨明是肌肉疼痛，還是筋腱疼痛，或是骨頭疼痛。要同時兼顧「部

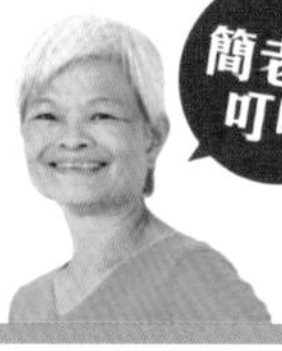

簡老師叮嚀

四肢「下游組織」部位疼痛的處理法

四肢的疼痛除了可採「上下對應處理」之外，也可以在疼痛部位的上方尋找疼痛點（那往往是病根的所在位置），用不同的處理手法消除該處的疼痛後，下游部位的疼痛也就改善或消失了。

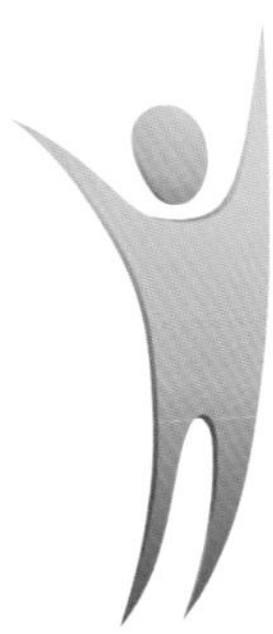

位的對應」和「質地的對應」（肌肉對應肌肉、骨頭對應骨頭、筋腱對應筋腱），才能發揮效果。也就是骨頭疼痛或骨膜發炎，就要在對應部位的骨頭上施力處理；筋脈發炎、拘緊，就要在對應部位的筋脈上施力處理；肌肉痠痛、發炎、腫痛，就要在對應部位的肌肉上施力處理。

「對應處理法」有什麼好處？

「對應處理法」有以下三個好處：

一、某個部位受傷或痠痛難忍時，若在傷痛部位施力處理，會增加傷痛的嚴重度。但在它們的對應部位施力敲打或按摩，可以避免上述的缺點，還能處理深層的痠痛和多年的沈疴。

二、某些部位受傷，例如膏肓疼痛、背部的肌肉和筋脈僵硬、疼痛，自己很難處理得到，這時「對應處理法」就能大大發揮效果了。

三、有些疼痛位在相當深層，在其上施力，難以力透疼痛處，處理起來效果不彰。但深層部位的對應位置往往位在較淺層之處，容易處理且有明顯效果。

1-4 本書介紹的「對應處理法」使用的手法

一、足部按摩法

中醫學的「經絡穴位」和民俗療法的「足部反射區」是完全不一樣的系統。經絡穴位遍布全身，是一套相當複雜而有療效的養生健身和治療疾病的系統。

相對於經絡穴位針灸與按摩，足部反射區按摩就簡單容易多了。從一雙腳的腳底到踝關節上方約五六公分處，小小的體積上佈滿了全身骨骼、筋脈、肌肉等所有組織器官的反射區。只要在反射區上適度地施力按摩，就能啟動相對應的組織器官的調理與自我修復的機制而達到強身健體的功效。人人都能DIY足部按摩，這是最簡單、省時、省力的自我維護健康的方法。

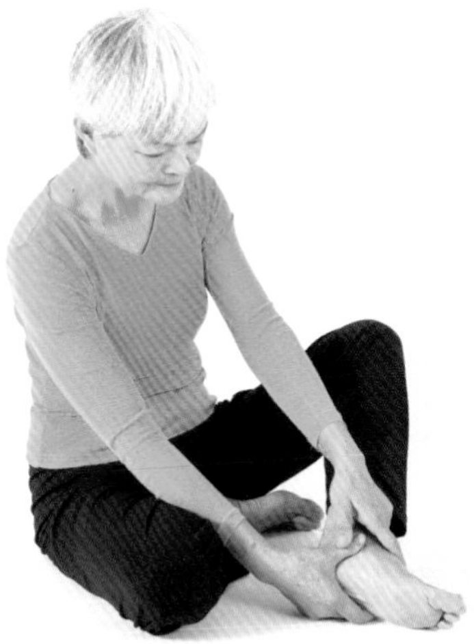

二、按揉法

所謂的「按揉」，是手放在某一個部位施力時，手不離開被按揉的部位。而「按摩」是手放在某一點上，從Ａ點施力延續到Ｂ點。

對於手勁不足者或需要施力較重的部位，採用按揉法能集中力道而深透反應層，效果比按摩法較佳。

在疼痛部位施力按揉是人類最基本的本能，但是，這樣的效果遠不如在「對應部位」或「反射區」上按揉的效果來得好。

按揉時，我們很容易用手臂的力量，這樣的按揉費力氣，力道硬且不容易深透，效果差，疼痛感也強，做多了手臂還很容易受傷。

有效果的按揉法，要「借力使力」。將手放在對應部位上，藉著適度地下放身體的重力在對應部位上，同時意念專注在按揉的部位上慢慢地按摩，輕鬆省力且可力透深層，效果佳。

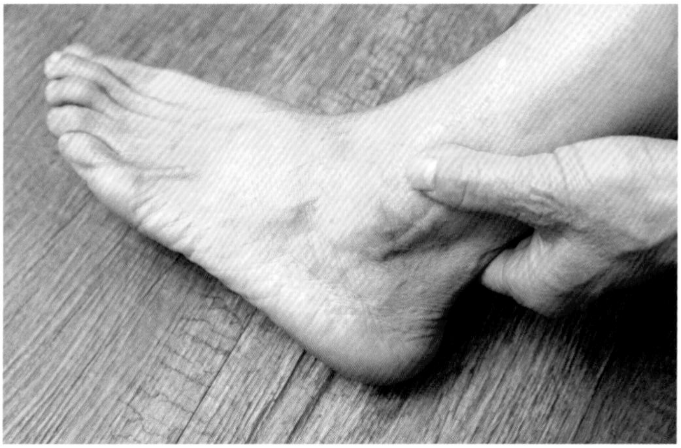

三、徒手敲打法

身體不同的部位，往往使用不同的處理手法。但也有同一個部位可以使用多種方法來處理，端看各人喜好或當下方便而定。

相較於「按摩」和「按揉」兩種手法，「敲打法」的力道能更深透，而且使用時更省力。但是不宜用於老人、小孩和重病體虛者。

敲打時，手掌輕鬆地半握拳，用手掌的外側，小指頭的後方肌肉厚實的部位落在被敲打的部位上。敲打薦椎時，則手臂完全放鬆，以手指拍打。

由上往下敲打施力時，先將肘關節向外移，同時將前臂輕輕上抬至手掌向上，想像手掌就像個鐵球，瞬間落地般落在被敲打的部位上。

這種「自由落體」似的敲打手法，掌握「借力使力」的原則，省力而勁道強，效果佳。

學會「由上往下」垂直施力的敲打法後，再學由側面施力的「水平敲打法」就容易了。

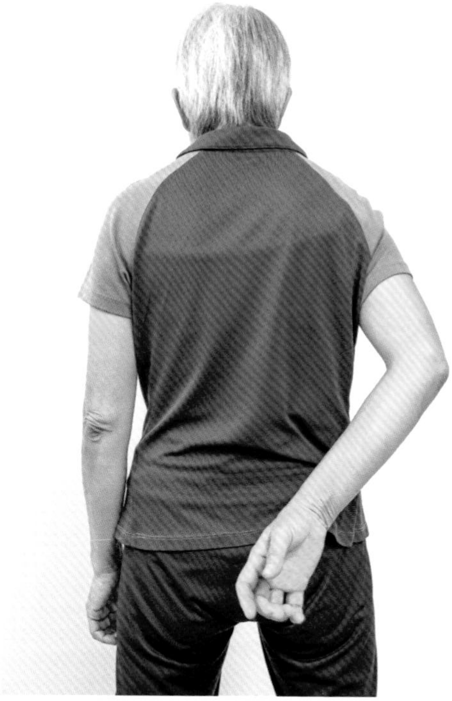

四、輔具敲打法和滾動法

學會徒手敲打法，隨時隨地都可以為自己的健康加分。但是，徒手敲不到自己的背部，而臀部和大腿、小腿部位也不好使力，這時若不藉助一些工具，就很難達到預期的目標。

本書介紹的工具，有的是本人尋尋覓覓後才找到的「利器」，有的是本人苦思琢磨多年後設計出來的，我仔細示範它們的使用方法，希望您能得到「最佳助手」而能輕鬆省力地照護自己的健康。

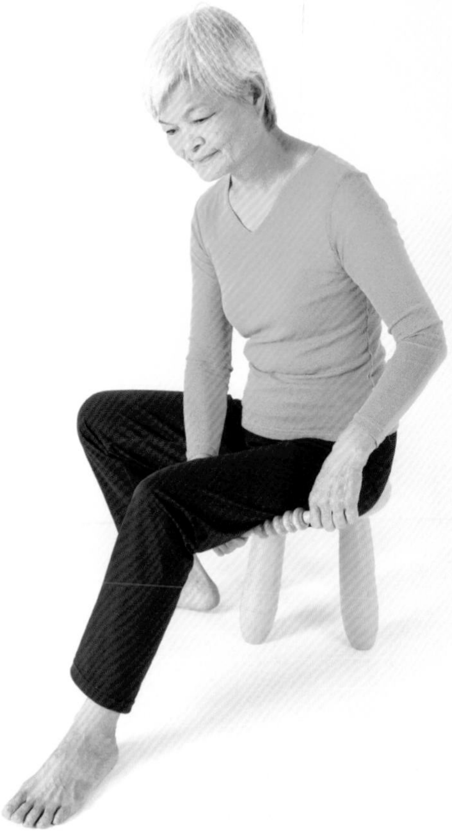

各式輔助工具～

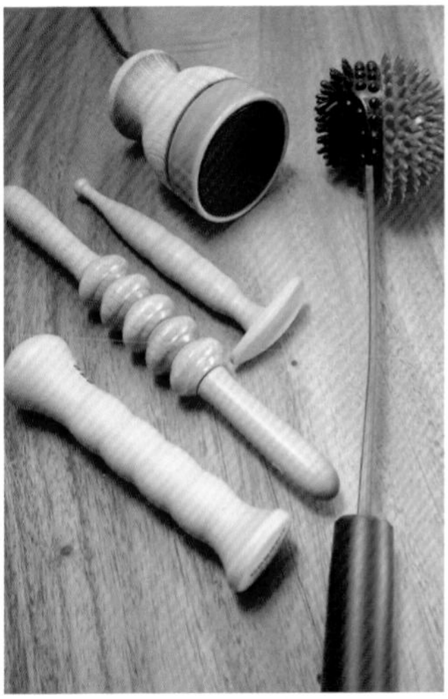

五、刮痧法

刮痧是老祖宗流傳下來的智慧，懂得用它，獲益無窮。

「痧」是什麼？簡單地說，是指新陳代謝所產生的濁物，未能即時排出體外而沈澱、累積在皮下組織的廢物。

身體隨時都在進行新陳代謝，消化道、皮膚的代謝是顯而易見的，呼吸系統的代謝也是眾所周知的，而血液、體液在細胞間的微循環是靜悄悄的，不易被察覺，甚至不為人所知。但是，它仍會不停地產生代謝物，這些廢物若不能即時排出體外，有些就會沈積在體表。看得見的有脂肪瘤、疣、老人斑等等；看不見的，藉助外力迫使它浮現到體表來的就是「痧」。

藉助刮痧的刺激作用，或敲打、拍打的震

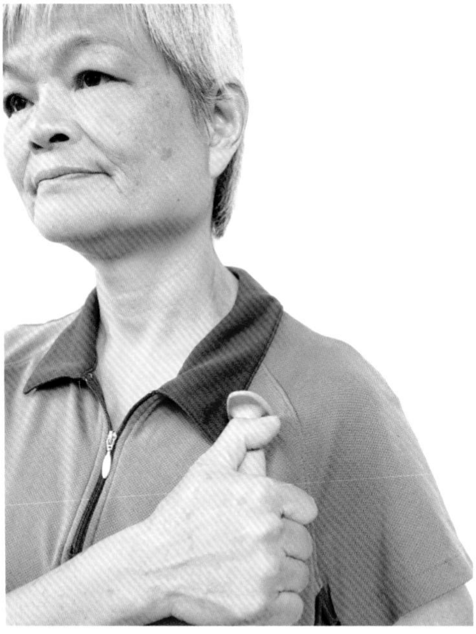

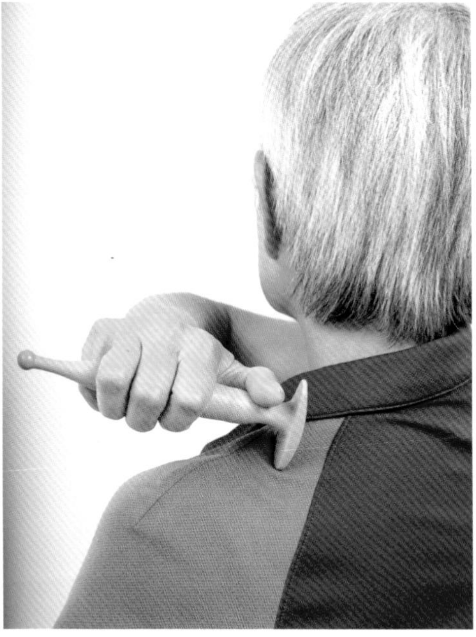

盪作用，能疏通氣血的通路，攪動皮下組織的廢物浮出體表。只要手法正確，施力的部位合宜，都能收到驚人的效果。

皮下不同的部位氣滯血淤的程度不同，經過相同力道的刮痧或拍打後，浮現到皮膚表面的「痧」就不一樣多，「痧」的顏色深淺也不同。身體強壯，代謝功能好的人，刮出的痧不消幾天就完全褪去了；體質比較弱，代謝功能低的人，刮痧後的痕跡往往數天甚至拖上一兩個星期都難以消失，有人還會出現藍色的血瘀痕跡。

如果皮下組織沒有氣滯血淤的情形，即使經過刮痧、敲打，也不會有出痧現象。

皮下組織裡的「痧」會影響氣血的通暢度，透過刮痧的動作使之浮現體表，經絡就通暢了。所以我們可以透過刮痧來處理不同的症狀：

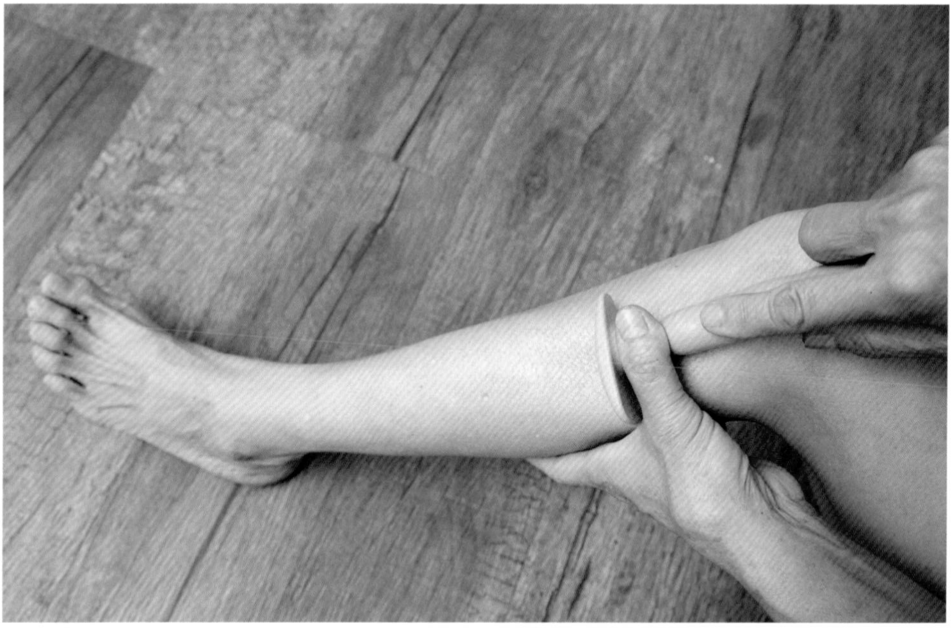

中暑：因為循行脊椎兩旁的膀胱經是職司散熱的經絡。身體藉著皮膚上毛細孔的開闔來散發體熱或防禦寒氣，若因飲食不節制或吹過多的冷氣、洗冷水澡不當而導致毛細孔開闔失調，汗流不出來，體熱、暑溼無法順利釋出而被「憋」在體內，影響膀胱經的暢通，其功能受阻，人就會中暑、發燒。在膀胱經上刮痧，使它恢復通暢，又能發揮它的散熱功能，中暑或因中暑導致的發燒症狀就能立即解除。

感冒：在手臂上的肺經刮痧，可以祛除滯留肺經中的風邪、寒氣，使呼吸器官功能提升而更快速恢復健康。

肌肉痠痛、筋脈僵硬拘緊：在手臂、腿部、腳上、腰背等任何肌肉痠痛、筋脈拘緊的部位上刮痧，都能提升循行經過該部位的經絡更暢通，經筋恢復彈性而祛除痠痛不適。

其他：諸如胸口悶痛、胃脹氣、便秘、肝氣鬱結、月經量少不順等症狀，往往和經絡不通也有關係，在相對應的經絡上刮痧，可以收到相當好的效果。

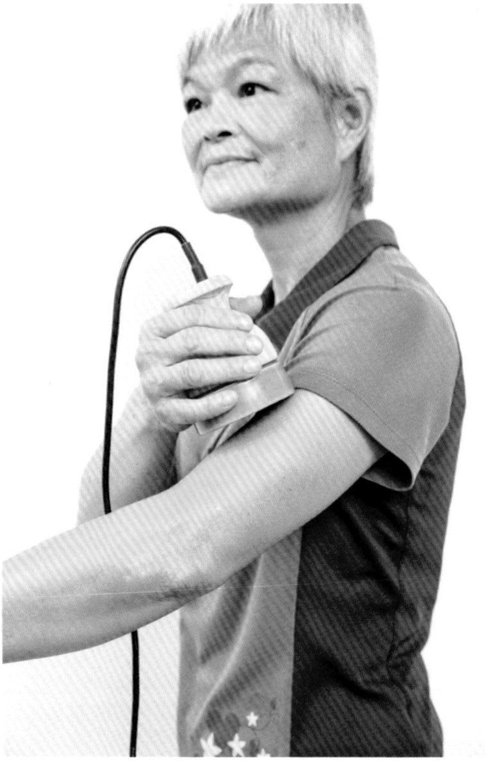

六、鬆筋法

古人說：「筋長一寸，壽延十年。」有些誇大其詞，但有它的道理。

要怎麼延長筋脈呢？其實就是鬆筋罷了！筋脈若緊繃，與它同行並列的肌肉、經絡必然也僵硬、不通暢，神經、血管的傳導、輸運功能相對變差，這些都會影響新陳代謝、免疫力、精神氣力等，健康相對變差。反之，適度的鬆筋，不僅能使筋脈有彈性，鬆筋的過程中，經絡被打通了，肌肉、血管、神經等組織更健康了，相對應的器官也健康了，當然就更接近「壽延十年」的目標了。

「鬆筋」和「拉筋」有什麼不同？

「拉筋」較多是藉助外力或身體的局部使

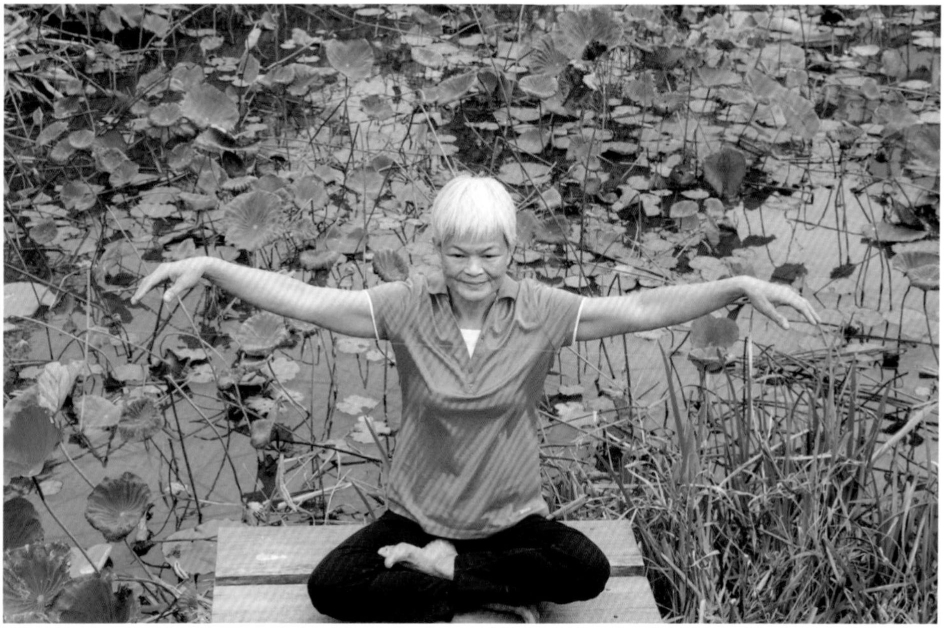

力來迫使其他部位達到延展的目的。「鬆筋」則是藉助深沈的呼吸以及專注的念力和想像力，策動身體的局部在「氣」的推動下達到延展的目標。這衍申自氣功「形隨意走」的原理，柔和的動作卻能帶出遒勁的內力，它的效果比「拉筋」好很多，而且不會有運動傷害。

鬆筋鍛鍊法開始時宜小幅度、少次數地鍛鍊，循序漸進地增大幅度、增加次數，不宜心急躁進，以免運氣不順導致胸悶不適。

對應處理法要領

1 不論用什麼處理法，都要全身盡量放鬆，接受處理的部位更要放鬆。

2 依個人對疼痛的承受度不同而少量多次，循序漸進地處理。

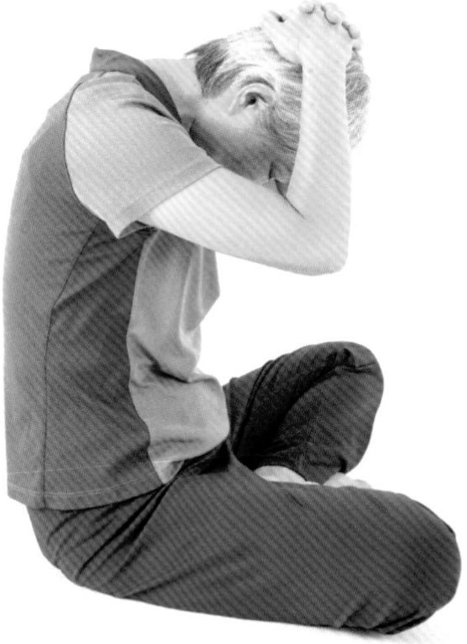

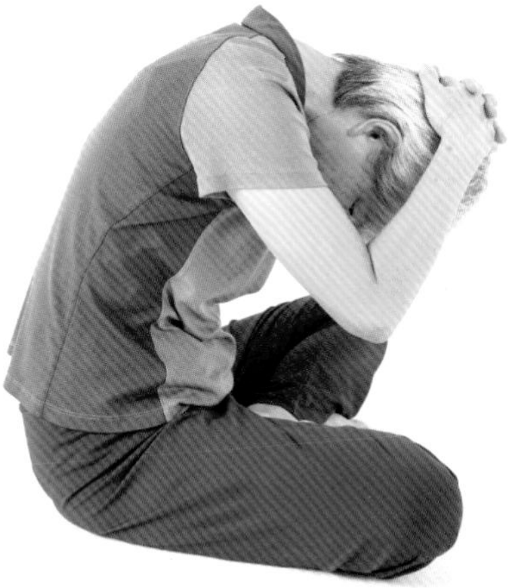

3 盡量使用合適的工具輔助，處理時比較省力就不會因為過度施力而全身緊繃。

4 盡量輪流用不同方式來處理，可以分散處理部位的疼痛負擔。

5 嚴重的疼痛或長年的疼痛，往往比較承受不起外力的敲打，所以先處理淺層的疼痛，後處理深層的疼痛。例如先用「敲敲樂」（力道只能透入淺層）敲打疼痛部位，等淺層部位的痠痛消失後，再用「搥搥樂」敲打，處理深層部位的疼痛。若一開始就用「搥搥樂」，很容易就因承受不了疼痛而放棄，殊是可惜。

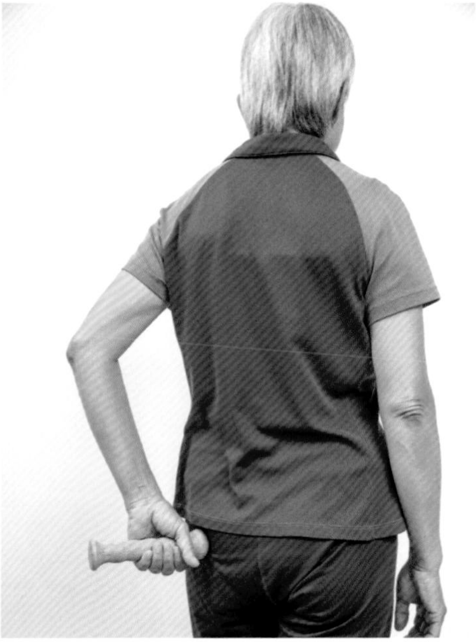

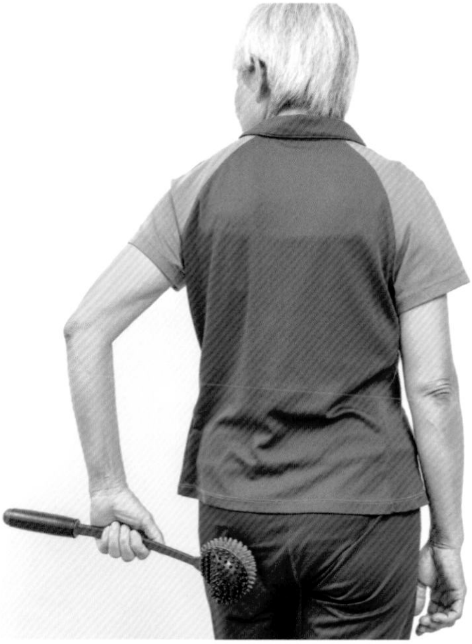

6 處理過程中，處理部位會累積較多的代謝物，所以若過度處理就容易出現類似運動後肌肉痠痛的反應，或登山後的「鐵腿」反應，這是正常現象，或稱「好轉反應」。建議過度處理後輕輕推揉或拍打處理部位，或熱敷、泡熱水，以加速代謝物排出體外，消除「鐵腿」反應。

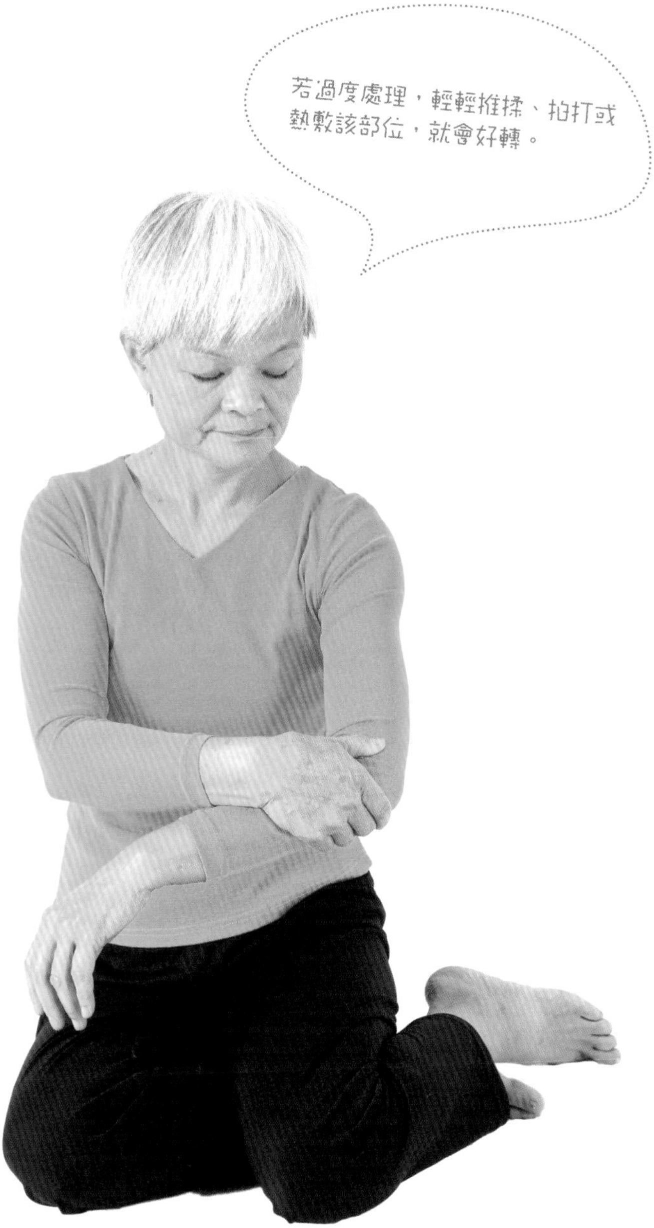
若過度處理，輕輕推揉、拍打或熱敷該部位，就會好轉。

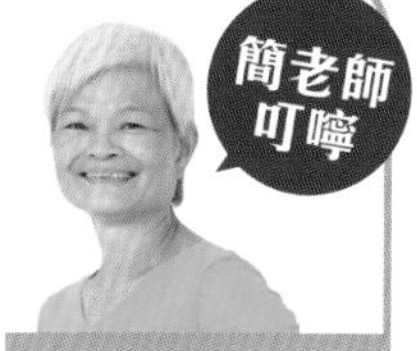

認識肌腱和經筋

肌腱是一種堅韌的結締組織帶，將肌肉連接到骨骼（連接到骨骼的部位稱韌帶，連接到肌肉的部位稱筋膜），具有承受張力和傳遞力量的功能。骨骼、肌腱和肌肉一起作用來產生動作，這時，肌腱在運動中協助調節力量，提供穩定性。

當肌腱過度勞損時可能導致發炎，或肌腱變型、功能脆弱等，同時會出現痠痛、疼痛等不適症狀，嚴重者還可能造成肌腱斷裂。但是，適度、經常性地伸展筋骨運動、鬆筋動作，則可以強化肌腱的彈性、韌性和穩定性。

經筋是聯綴全身骨骼的功臣，它們在身軀和四肢裡縱向循行，和「十二經絡」大致平行或重疊。經筋的結構受創或慢性勞損時，會導致經筋內的循環系統功能下降，致使筋路受阻、氣血瘀滯、營養不良、神經傳導不暢及紊亂等症狀，會導致許多疾病。所以，舒活經筋對健康極為重要，古人了解這一點，才會有「筋長一寸，壽延十年」之說。

肌腱、經筋和骨骼緊密結合，兩者息息相關。很多骨骼痠痛或移位的症狀，其病根在於肌腱僵硬緊繃，所以要先從鬆弛肌腱、經筋著手，否則往往事倍功半。

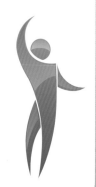

1-5 保養、治療筋骨疾病守則

想要遠離筋骨疾病帶來的困擾，請掌握以下六個要領：

1 預防勝於治療，運動強過藥物。經常適度運動的人，筋骨比較強健少痠痛，即使受傷了，也比較容易康復。

2 注意飲食。有些食物對筋骨不利，例如香蕉、芒果、啤酒、糯米等食物盡量少吃。

3 「肝主筋」，肝功能不好，有時也會影響筋的彈性、柔軟度，所以少吃傷肝的食物，如過度飲酒、燒烤炸的食物；盡量不要熬夜，不要過度使用3C產品而傷眼力等等。

4 溼氣、寒氣都會傷筋骨，所以要注意保暖；流汗未乾，毛細孔還張開時不要吹冷氣、電扇和沖涼水，以免寒氣、溼氣侵入皮表、肌肉、經絡。貪食冰涼食物，也會導致體內滯留溼氣、寒氣，導致筋骨僵硬。

5 溼氣和寒氣不利於筋骨，要適度曬太陽和流汗，才能排出體內的溼氣和寒氣。

6 車禍或意外跌倒、撞擊受傷、手術，外傷痊癒後，卻往往在筋骨上留下後遺症，當時不覺得痠痛、疼痛，但當體力變差或年紀漸長時，後遺症就顯現出來了。所以，傷癒後即使不感覺受傷部位有何不適，也要好好調理筋骨。

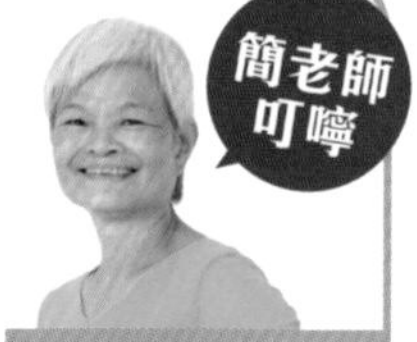

抽筋的處理方法

當筋脈得不到足夠的滋養時就會抽筋。

1. 身強體壯的運動員原本是最不容易抽筋的人，但劇烈運動過久時，也會出現抽筋現象。這時只要立即口含檸檬片，很快就能解除抽筋現象。中醫有「肝主筋，酸入肝」之說，味酸的檸檬入口、吞嚥後很快就會傳導至肝臟、肝經，筋脈因不能得到及時的滋養而造成的抽筋現象就能快速化解。
2. 氣血虛弱畏寒怕冷的人，晚上睡覺時因為活動量少，氣血循環較差，常常會半夜抽筋。這樣體質的人要注意保暖，平時多運動（特別多向上伸展身軀，舒活肝經），並適度補充鈣質，多按摩腳底肝臟反射區，用滾棒滾下肢內側的肝經。
3. 抽筋的時候，根據上述說明來因應：立即口含檸檬片或雙手向上，盡量伸展身軀來舒活肝經，也可用滾棒滾大腿、小腿內側的肝經。或用刮痧板稍用力刮右腳底中段的肝臟反射區。

1-6 影響健康的因素

每隔一陣子，就會看到這樣的報導：某某人長年做某種運動（只是幾個簡單的招式），就能活到九十幾歲。於是公園裡馬上出現一群又一群的人努力做著相同的動作。不久又會出現類似的報導：某某人常常吃某些食物，活到八九十歲還像一條龍一樣身手矯健。於是，那人吃的食物一夕之間供不應求。

維持健康真的那麼容易嗎？如果吃某種食物，做某種運動就能活到耄耋之年依舊生龍活虎，那大街小巷門庭若市的診所，高樓巍峨，人潮洶湧的大醫院豈不早該熄燈歇業了？

其實，影響身體健康的因素很多，絕對不是吃些什麼、做點什麼那麼單純而已。影響健康的因素，大抵可分先天體質和後天調養兩方面。

先天體質遺傳自父母，有人天生身強體健，風雨不怕，勞累無損元氣，飲食不節也無大礙。有人一出娘胎就氣短無力，父母百般呵護照顧，長大了仍弱不禁風，疾病纏身。健康是人人渴望享有的，但天生體質如何真的是由不得我們。我們能掌握的，是後天的調養。

要調養身體獲得健康，得先了解有哪些因素會影響我們的健康：

飲食和情緒、壓力對健康的影響最深遠，容後詳述。其他因素諸如：居住和工作環境的空氣、溫度、溼氣等等是否利於健康，個人的起居作息是否規律正常、是否經常適度的運動，以及曾遭遇意外災害等，都會影響身心的健康，都是不容忽視的因素。

飲食和健康有多大的關係？

專家說：「很多病是吃出來的。」此言不假。古人說：吃飯皇帝大！今天則是：吃飯學問大！的確，吃些什麼、怎麼吃、多吃或少吃，都關係著健康。

現代人的飲食面臨什麼危機？

一、營養、天然的食物少之又少

相同的食物一定有等質的營養成分嗎？答案是：未必！

天然、健康的食物越來越難求，是全世界共同的難題。土地過度使用和濫用化學肥料、農藥，使得土壤累積許多毒素，卻缺乏分解礦物質、肥料的微生物，土壤酸化、毒化，養分不均衡，種出來的農作物營養不足且不均衡，有其形而無實質。

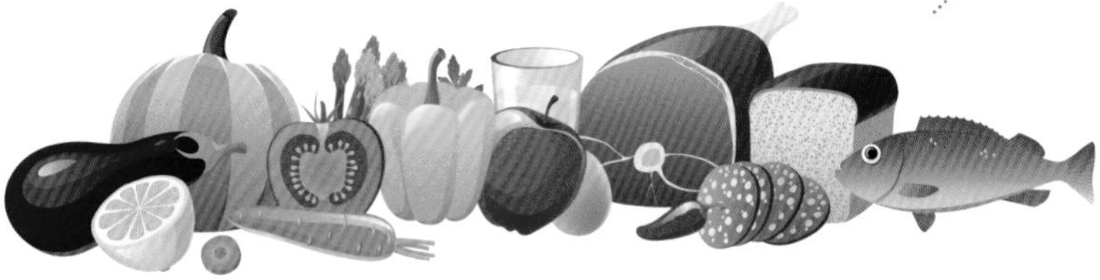
天然、健康的食物，不需要添加太多調味料，就非常爽口清甜。

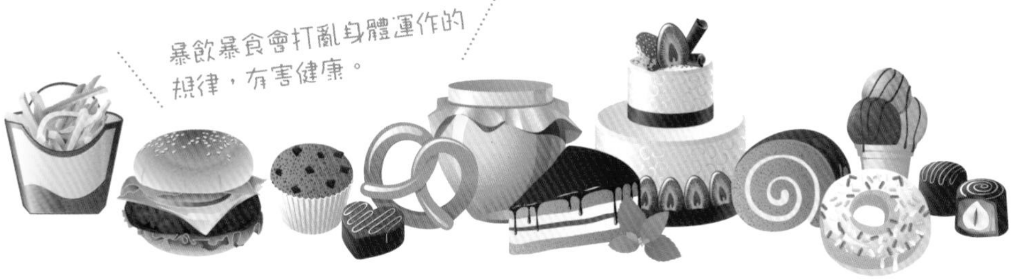

健康的農作物來自乾淨的土壤，成長的過程只被施以天然有機肥料而不加任何化學肥料和農藥的，它們的成長速度比較慢，長相不太好看，但營養充足而均衡，除了鹽巴和薑、蒜，烹調過程幾乎不需要添加任何調味料，吃起來就非常爽口清甜。

現代人百病叢生，非天然、營養不均衡的食物難辭其咎。

二、加工食品對人體的傷害甚大

食物保存、加工的過程添加的化學物質，烹調過程為了討好口腹之慾而添加的人工甘味劑都是健康的殺手，對肝臟、腎臟造成極大的負荷和傷害。肝腎處理不了的毒素隨著血液周流全身，殃及全身的細胞、組織，累積到相當程度時就會爆發各種棘手的疾病。

三、忙碌生活中暴飲暴食和飲食過量傷害腸胃

身體五臟六腑的運作是彼此協調，且有規律性和次序性的，所以，飲食和起居作息規律可以減輕身體的負擔，有益健康。反之，暴飲暴食會打亂身體運作的規律，耗損身體的元氣、津液。若經常暴飲暴食或吃太多太飽，勢必導致突發急症和累積出各種慢性疾病。吃宵夜的習慣會使食物積滯在腸胃的時間過長，傷害腸胃，可能造成腸道阻塞、過度肥胖等症狀。

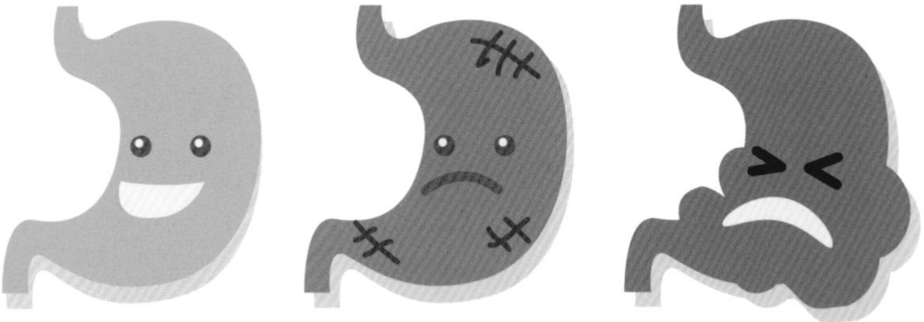

四、壓力下的狼吞虎嚥容易導致腸胃疾病和氣血不通暢

趕！趕！趕！是現代人生活的寫照。

快！快！快！是我們成長歷程的緊箍咒。

目不轉睛地盯著螢幕，神情緊張地胡亂扒飯，或坐在駕駛座上狼吞虎嚥是隨處可見的景象，而悠閒地細嚼慢嚥地享受食物，幾乎是不存在的歷史鏡頭。

在情緒緊張下狼吞虎嚥，是逼迫腸胃在「缺乏能量」的情況下勉強工作，是極傷害腸胃的。

胃消化食物需要各種酵素、益生菌，以及自律神經的指揮。情緒緊張時，消化液的分泌和自律神經都容易失衡、失調，消化過程會增加胃壁的負擔，久之容易導致胃壁病變，腸壁的吸收功能跟著下降，對健康的傷害相當深遠。

五、吃飯的姿勢影響腸胃的消化功能甚大

吃飯時和飯後，胃部積極蠕動的過程需要舒敞的空間和平和的情緒。

古人說：「飯後百步走，活到九十九。」強調的就是讓胃部有舒敞的蠕動空間來充分消化食物。窩著身軀吃飯或飯後趴在辦公桌上睡覺，都嚴重妨害胃的消化，增加食物停留在胃裡的時間，容易使胃壁病變。

六、經常喝冰飲料、吃冰品對腸胃造成深度傷害

寒天飲冰水，點滴冷入骨，這是因為身體承受不起溫度與體溫反差過大的飲食。人是恆溫動物，吃進肚腹的食物和體溫的反差過大，消化腸道首當其衝遭殃，血管收縮，接著體內會產生一連串的連鎖反應，全身的器官、組織都會感受到冰涼的威脅而出現拘緊反應。這種內在的反應不會因為外在氣溫的不同而有所改變，只是在天熱的時候我們外在的感覺比較遲鈍而已。有人吃多了冰品以後出現頭皮發麻、手腳麻刺、全身打冷顫的反應，在在證明吃冰對健康的傷害是全面性的，它的殺傷力絕不可忽視。所以，擋得住冰品的誘惑，才能保得住自己的健康。

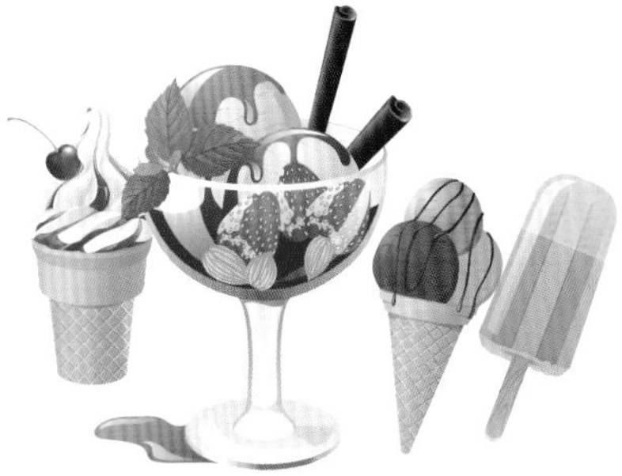

七、不了解自己的體質，吃錯與體質屬性不和諧的食物

身體對食物的接受度因人而異。同樣的食物，有人吃了身心暢快，增進健康；有人吃後肚腹悶脹，全身不舒服，甚至出現腹痛、腹瀉、全身畏冷惡寒的反應。

正如在寒冷的天氣裡，有人裹著厚厚的衣服還冷得打哆嗦，有人輕裝便服卻輕鬆自在。每個人的體質不同，反應在對氣溫變化的調適力上大不相同，也反應在對食物的接受度上。人的體質有寒熱的不同，食物也有寒涼和燥熱的區別。體質寒涼的人，氣血循環和新陳代謝功能比較低，免疫力和禦寒抗冷的能力也相對差。若再吃生冷（包括溫度和屬性）的食物，無疑是雪上加霜，健康指數會急遽下降。

相對地，體質燥熱的人，體格大都比較粗壯，耐冷而怕熱，愛吃較低溫的食物，吃屬性寒涼的食物會感覺比較舒服些。（但仍不建議吃太多冰涼飲食，特別是熱天裡不要猛灌冰水，以免種下腦血管病變的惡因。）

八、不以當地、當令的食物為主食，吃太多不合節令的食物

古人說：「一方水土養一方人。」意思是：人生活在某一地域，身體的變化會受當地的氣候變化（包括溫度、溼度、氣流等因素）、水質、土產……種種因素的影響。經過長期的調適後，身體的適應力已經和居住地的氣候、水土、食物產生和諧的依存關係。

若是在飲食上急遽變化，恐怕造成「水土不服」的反應和後遺症。

眾所周知，愛斯基摩人世世代代以肉為主食卻少有人罹患心血管、腦血管疾病。近代愛斯基摩人的飲食習慣受美式飲食影響以後，以前少有的疾病一一出現了。台灣的飲食西化後，許多慢性疾病也相繼發生。

飲食簡單、清淡、自然是健康的基本原則，也是許許多多長壽者的共同準則。違反這原則，「病從口入」便成了難以抵擋的趨勢了。

飲食對健康的影響深遠，也關係著生活的品質。造成筋骨痠痛的因素很多，不健康的飲食是其中之一。所以，要徹底消除筋骨的痠痛，也一定要注意飲食的健康。

情緒和健康有什麼關係？

情緒怎麼影響生理的變化呢？請看：

生氣、憤怒時，會面紅耳赤、臉紅脖子粗、呼吸急促、氣血衝向腦門、血壓飆高、中風、昏厥……

緊張時，手心冒汗、嘴唇發白、腦袋一片空白、兩腳發軟……

害怕、恐懼時，臉色發青、雙腿發軟、屁滾尿流……

沮喪時，垂頭喪氣、了無食慾、凡事提不起勁……

憂慮時，坐立難安、食慾不振、全身乏力……

壓力大與疲憊時，肩頭僵硬痠痛、頭痛欲裂、失眠、食慾差、排便困難、精神渙散、免疫力下降……

總之，負面情緒累積到相當程度後，會使人自律神經失衡，內分泌失調，新陳代謝功能降低，免疫力下降，精神不濟，導致百病叢生，並且不易康復。

這些因素也會影響筋骨的健康，所以，要徹底遠離痠痛、病痛，也要盡量消除各種負面的因素。

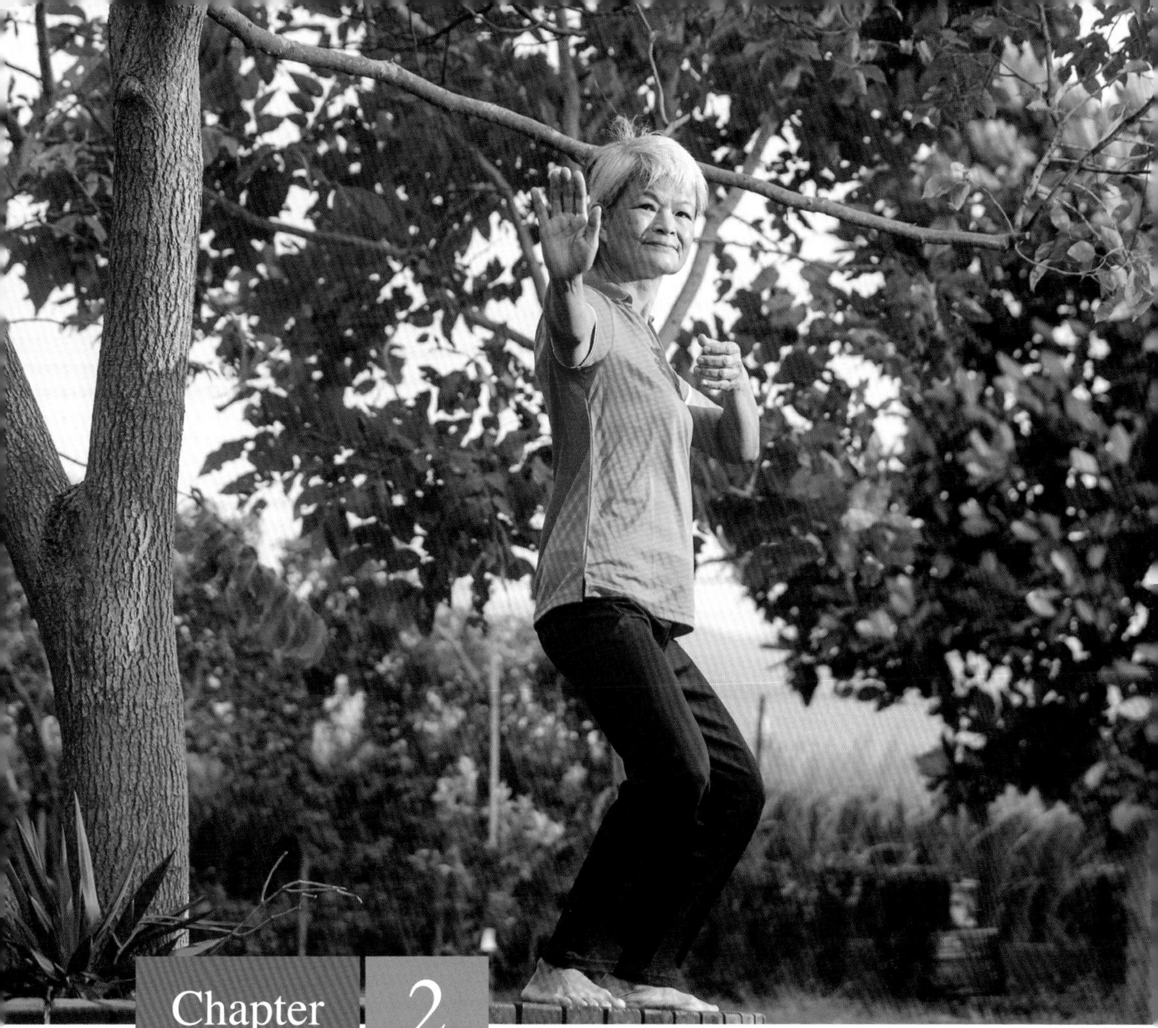

Chapter 2

疼痛部位與處理部位的對應原則

掌握兩個大原則：
一、質地的對應
二、部位的對應
才能感受「對應處理法」的神奇。

2-1 部位的對應

所謂「部位的對應」，指的是以部位來看，每個疼痛點，都可以在身體其他的地方找到對應的處理處。部位的對應大抵可分為四大類。

一、頭部、脊椎其他部位的對應

1 頭部骨頭與腳拇趾骨頭的對應

a　頭頂、耳朵上方及後腦勺骨頭和腳拇趾末節趾甲後方的骨頭左右交叉對應。

b　眉骨、頷竇、顴骨的骨頭和腳拇趾內側的趾間關節突起的部位左右交叉對應。

c　顳頷關節和腳拇趾外側的趾間關節突起的部位左右交叉對應。

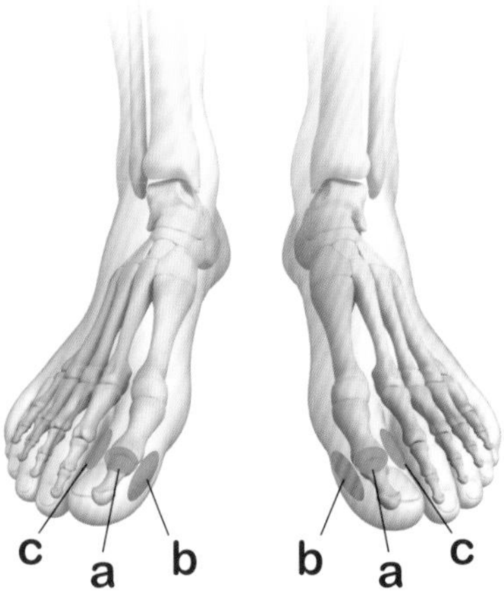

2 頭部骨頭與手拇指骨頭的對應

該處理方式有其效果，但效果不如在腳拇趾上處理

a　頭頂、耳朵上方及後腦勺骨頭和拇指末節指甲

後方的骨頭左右交叉對應。

b **眉骨、額竇、顴骨的骨頭**和拇指內側的指關節突起的部位左右交叉對應。

c 顳頜關節和拇指外側的指關節突起的部位左右交叉對應。

3 其他相關對應

- 頸椎（骨頭）與手掌第五掌骨同邊對應。
- 頸椎與腳拇趾基節內側的骨頭同邊對應。
- 頸椎兩旁的筋及延伸至肩膀的筋與手掌第五掌骨外側的筋同邊對應。
- 頸椎兩旁的筋及延伸至肩膀的筋與腳拇趾基節外側骨頭上的筋同邊對應（該處理方式的技巧較難些，且效果不如手掌）。
- 胸椎、腰椎、薦椎與手掌第二掌骨同邊對應。
- 胸椎、腰椎、薦椎（骨頭）與腳掌內側的骨頭（從掌趾關節到內踝骨後緣的下方）同邊對應。
- 胸椎、腰椎、薦椎兩旁的筋與手掌第二掌骨旁的筋同邊對應。
- 胸椎、腰椎、薦椎兩旁的筋與腳內側骨頭下面的筋同邊對應。
- 尾椎與腳跟骨同邊對應。

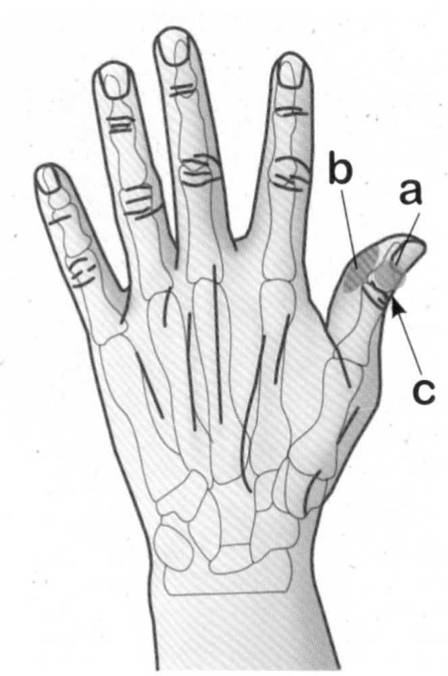

二、軀幹腰部以上和軀幹腰部以下的對應

1 鎖骨陰面部位與髂骨陰面部位的上緣同邊對應

2 腋下及其前面周圍的筋與鼠蹊部的筋同邊對應

3 鎖骨陽面部位與髂骨陽面部位的上緣同邊對應

4 肩胛骨陽面與髂骨後面部位對應

5 腋下及後面周圍的筋與臀部髖關節周圍的筋同邊對應

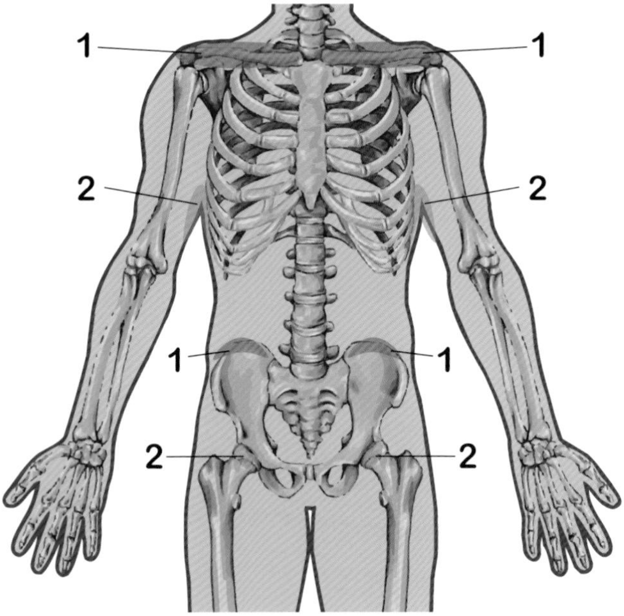

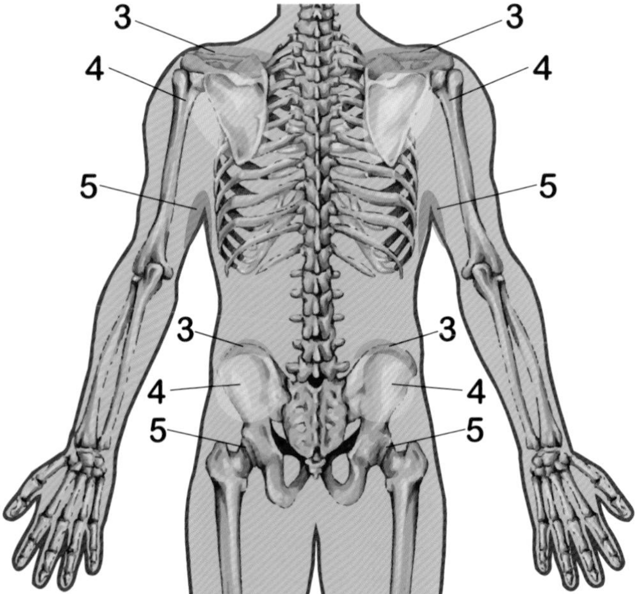

三、軀幹與足部對應

1 鎖骨、肋骨及周圍的筋與腳背蹠骨同邊對應

2 髂骨陽面部位與腳外踝骨同邊對應

3 鼠蹊部的筋與腳拇趾後方的踝關節裡的筋同邊對應

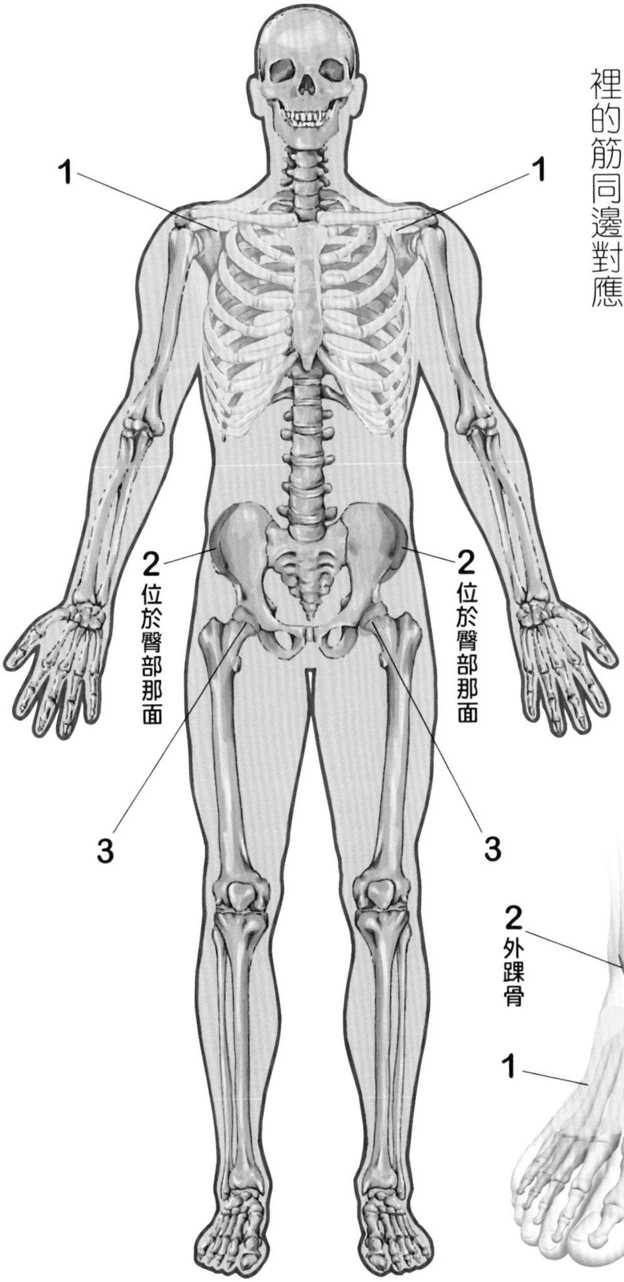

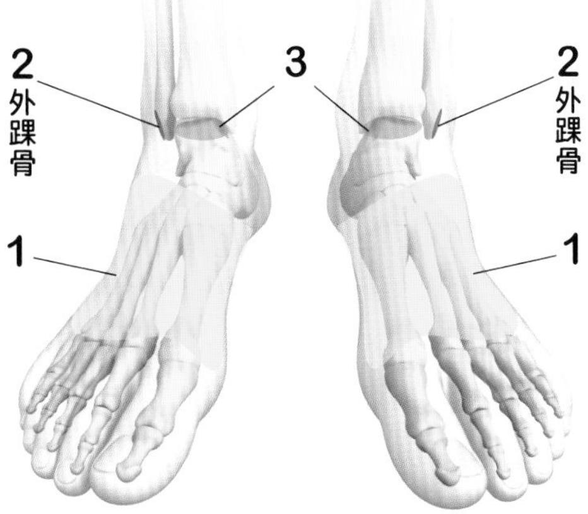

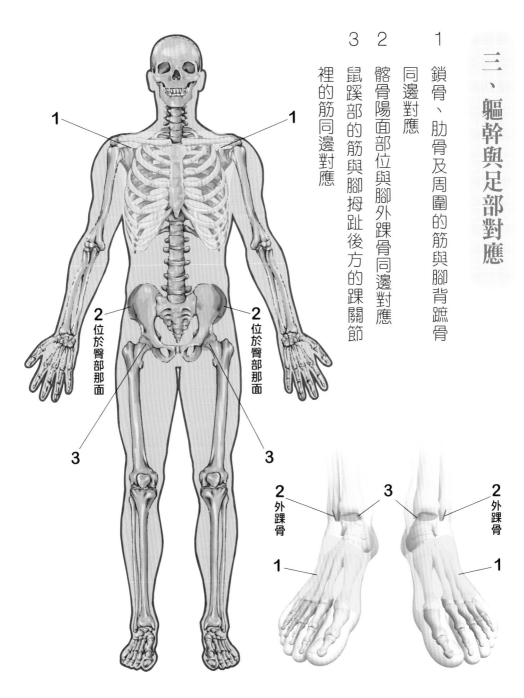

四、四肢的上下對應

◆ 部位對應的大原則為：上臂和大腿對應，肘關節和膝關節對應，前臂和小腿對應，手腕關節和腳踝關節對應，手掌和腳掌對應，手指頭和腳趾頭對應。

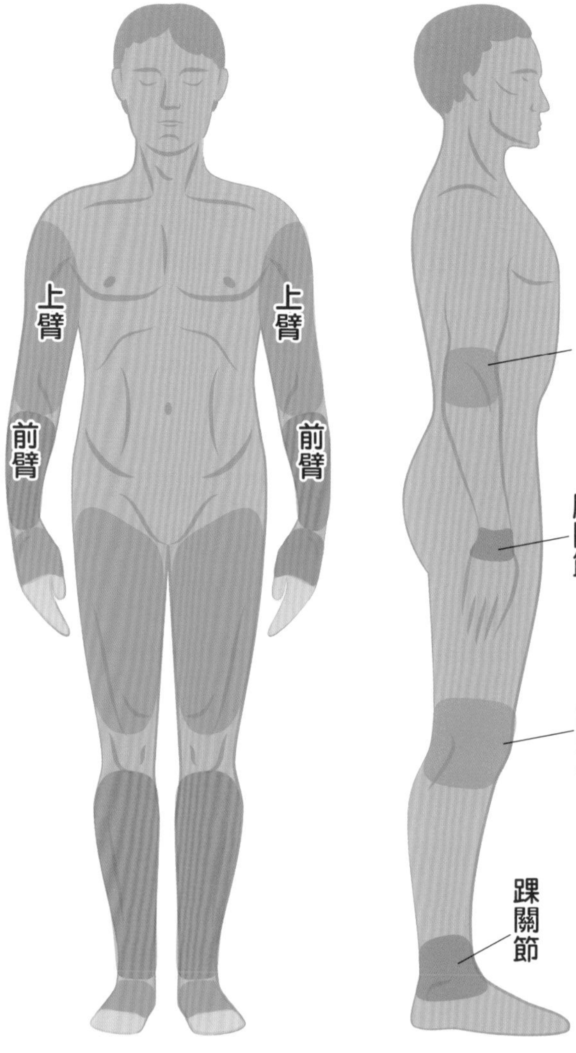

肌肉的對應關係如下：

上臂的肌肉和大腿的肌肉對應，前臂的肌肉和小腿的肌肉對應。

◆ 其他常見的四肢上下對應如下：

・肱骨與股骨同邊對應。
・橈骨與脛骨同邊對應。
・尺骨與腓骨同邊對應。
・手掌骨與腳蹠骨同邊對應。
・手指骨與腳趾骨同邊對應（基節對應基節，中節對應中節，末節對應末節）。
・肘關節與膝關節同邊對應。
・手腕關節與腳踝關節同邊對應。
・上臂裡的筋腱與大腿裡的筋腱同邊對應。
・前臂裡的筋腱與小腿裡的筋腱同邊對應。
・肘關節裡的筋腱與膝蓋關節裡的筋腱同邊對應。
・手腕關節裡的筋腱與腳踝關節裡的筋腱同邊對應。

簡老師叮嚀

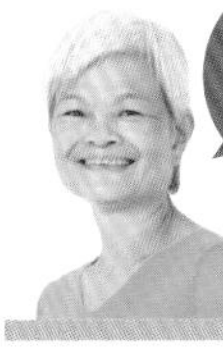

四肢的疼痛，通常可以在疼痛部位的上游部位找到「病灶」而用刮痧法加以處理，例如電腦手、媽媽手、腕隧道症候群、扳機指等症狀都可以這樣處理。症狀複雜些的，進一步用「上下對應法」處理。

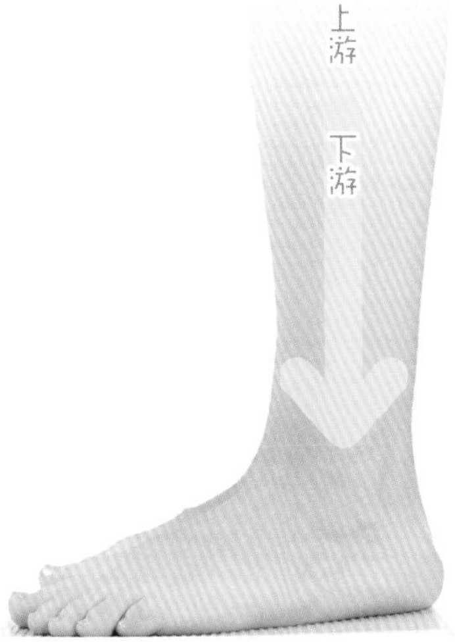

◆陰面對應陰面，陽面對應陽面

掌心向上，雙手向上這一面的上臂、肘關節、前臂、腕關節、手掌、指頭，是「陰面」，另一面是「陽面」。

雙腳伸直，腳正面的中線和背面的中線將一隻腳分成左右兩部分，靠近內側的一半是「陰面」，相離的一半是「陽面」。

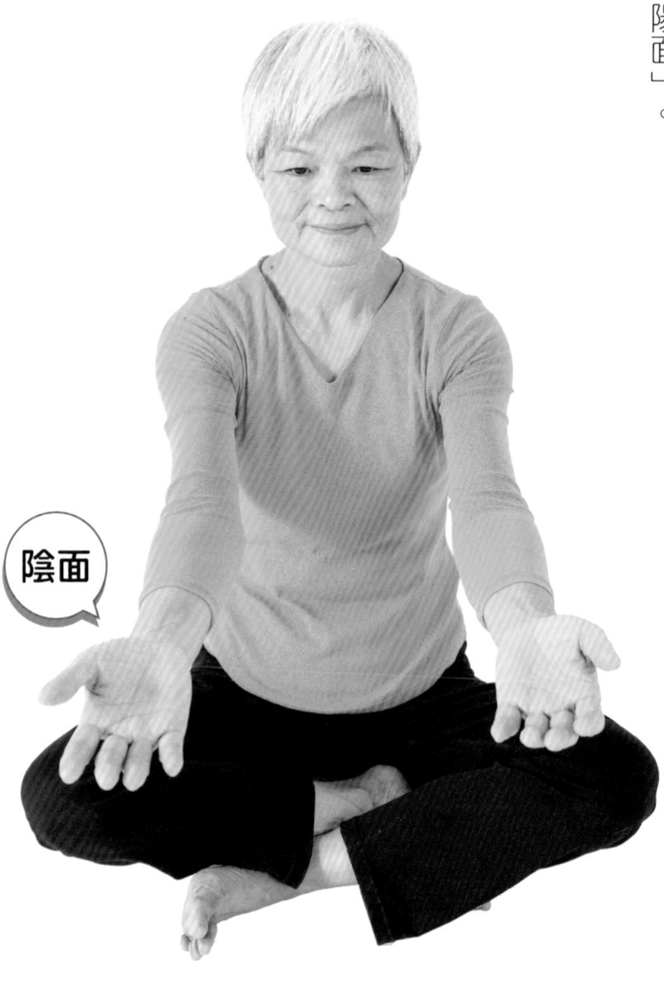

上肢和下肢上下對應時，要同時兼顧「質地對應」（請見下一節）、「部位對應」和「陰陽對應」。若無法明確掌握「部位對應」與「陰陽對應」，則依據書上的圖示按圖索驥，並擴大按摩範圍，用正確的手法和施力力道找到疼痛點，在疼痛點上施力按摩即可緩解、消除對應部位組織的疼痛。

足部的內外怎麼看？

朝兩腳中間的面為「內」，朝兩腳外側的面為「外」。手掌也是一樣。

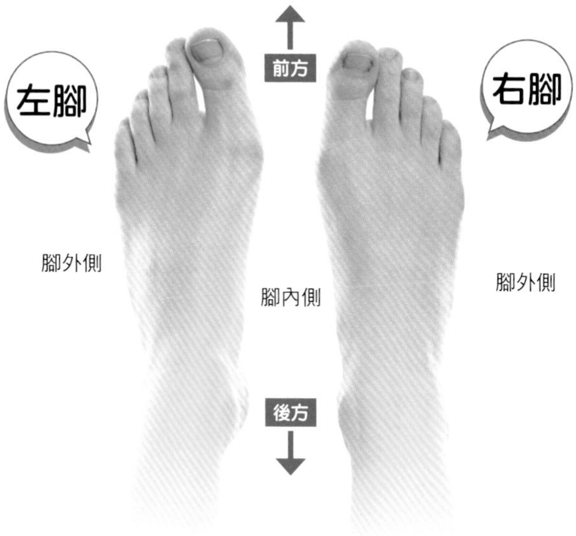

2-2 質地的對應

先分辨痠痛的質地，再找到對應部位，在相同質地的組織上處理，才能達到預期的效果。

質地的對應大抵可分為四大類：肌肉對應肌肉、骨頭對應骨頭、筋腱對應筋腱、關節對應關節。

一、肌肉對應肌肉

痠痛的部位在肌肉，就要從對應部位的肌肉上著手處理。例如前臂的肌肉痠痛，對應部位為小腿肚，就要從小腿肚上的肌肉著手處理。

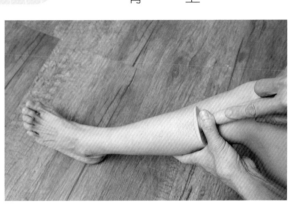

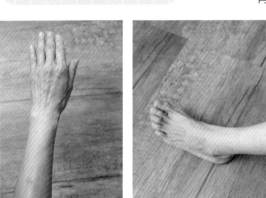

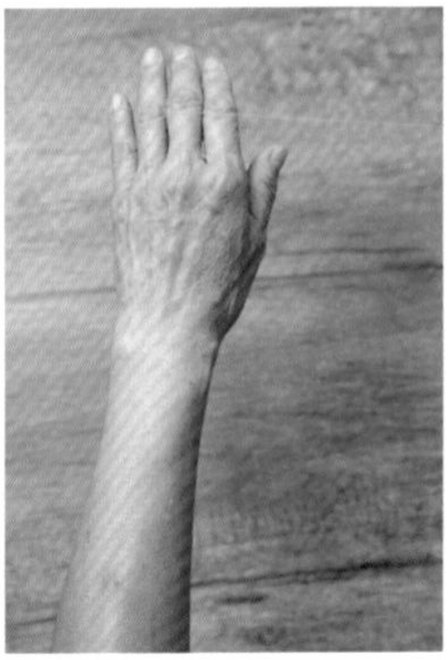

二、骨頭對應骨頭

疼痛的部位在骨頭，處理的對應部位也在骨頭上。

例如尾骨疼痛的話，處理的部位要從對應部位的腳跟骨著手。

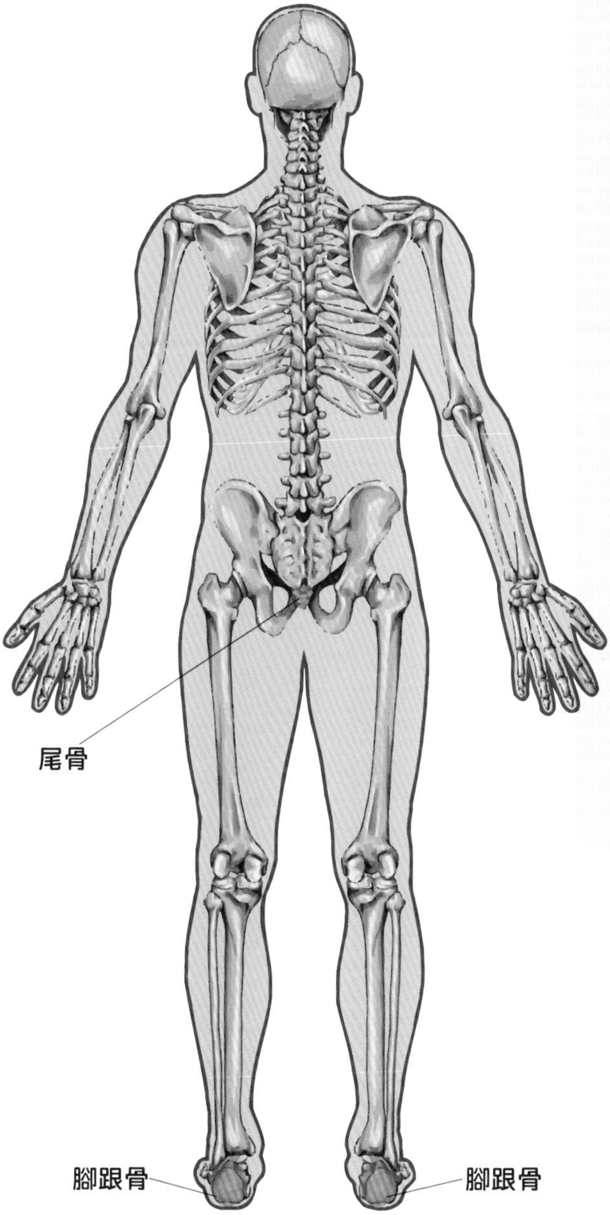

三、筋腱對應筋腱

痠痛的部位在筋腱，處理的對應部位也在筋腱上。處理筋腱的時候，一定要先把筋腱先推到骨頭上，貼著骨頭一點一點的按，這樣效果才會好。

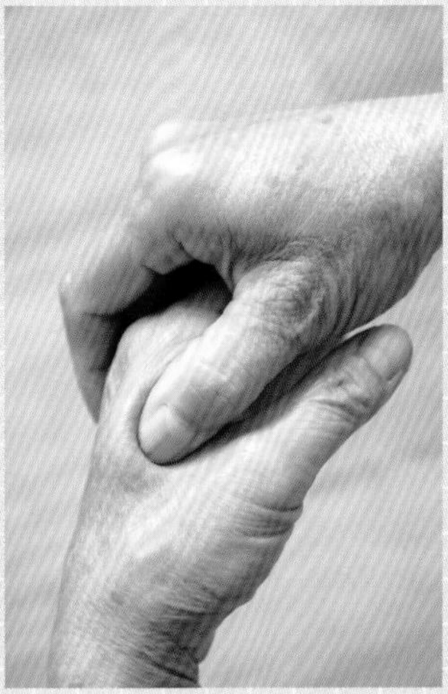

先將筋腱推到骨頭上，是為處理時易於施力，易於施力才會事半功倍。

四、關節對應關節

痠痛的部位在關節，處理的對應部位也在關節上。由於關節為立體結構，先在痠痛的關節仔細感覺一下痛點到底位在關節的哪個部位，再去對應的關節仔細尋找，一定會發現對應關節相同的地方也特別痠痛。

關節周邊的凹槽多，痠痛的位置也可能有深有淺得細心尋找。

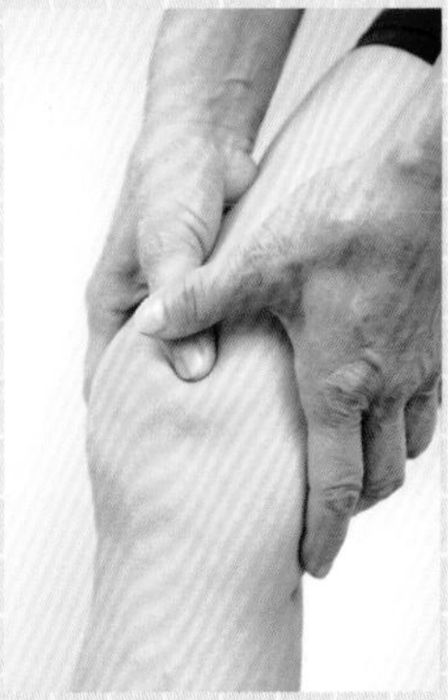

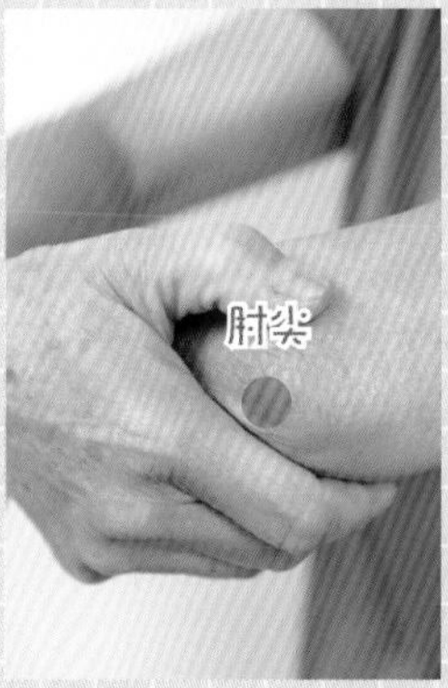

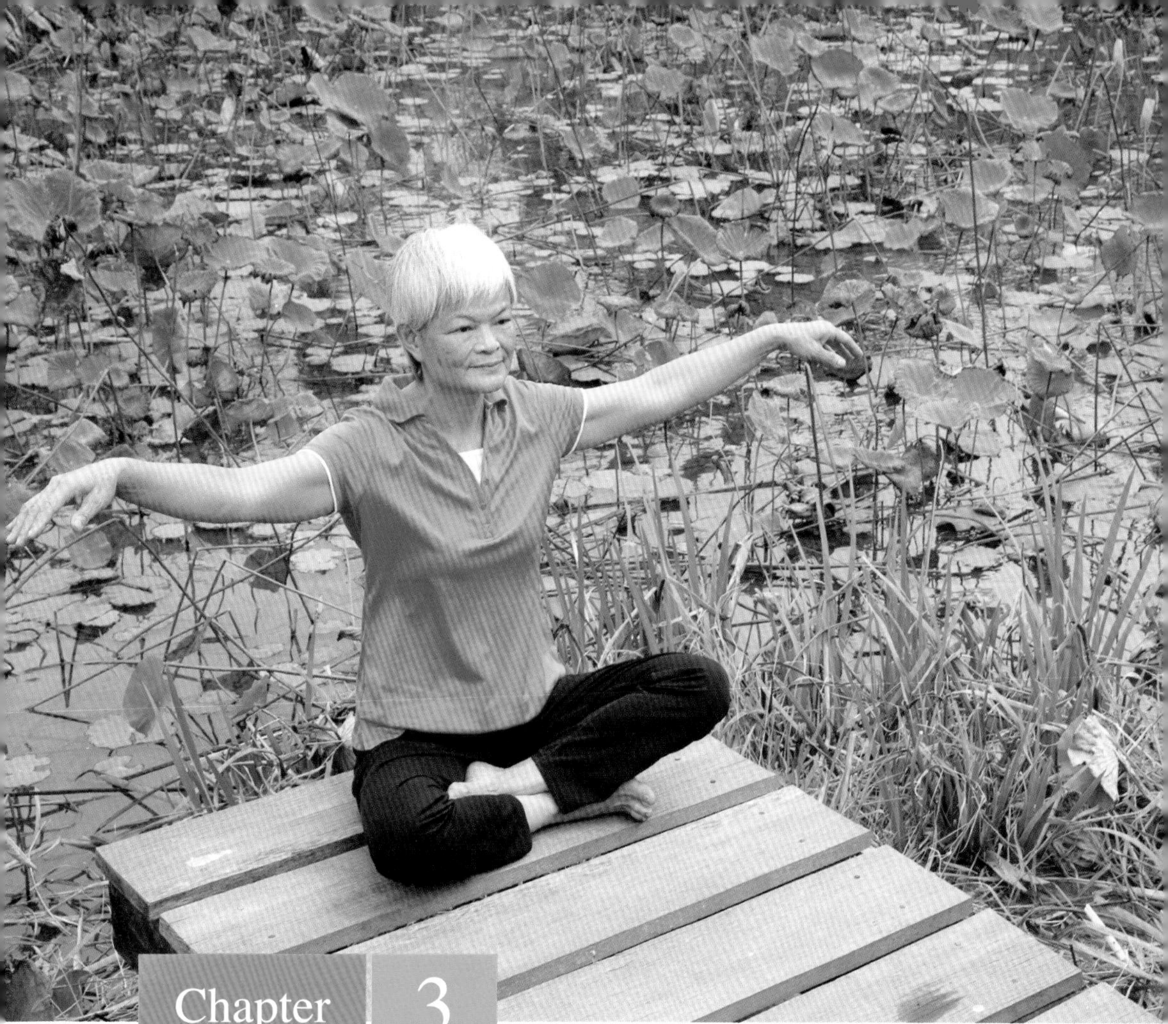

Chapter 3

用對應處理法
擺脫所有疼痛

在這一章中，
我們會依照身體從頭到腳的各部位，
先從身體背面的後腦勺到尾骨，
身體前面的臉部到軀幹，以及四肢各部位，
一一為大家詳述利用對應處理法來遠離疼痛，增進健康。

3-1

疼痛部位

後腦勺

用腦工作、長期疲累的上班族頸部都比較僵硬，後腦勺的血液循環自然會比較差，因而很多案牘勞形的上班族，常常會感到後腦勺脹痛。

適用症狀 後腦脹痛

處理方法

1 用兩個拇指腹直接按揉後腦勺（平躺在床上，雙手支撐著頭按揉比較省力）。

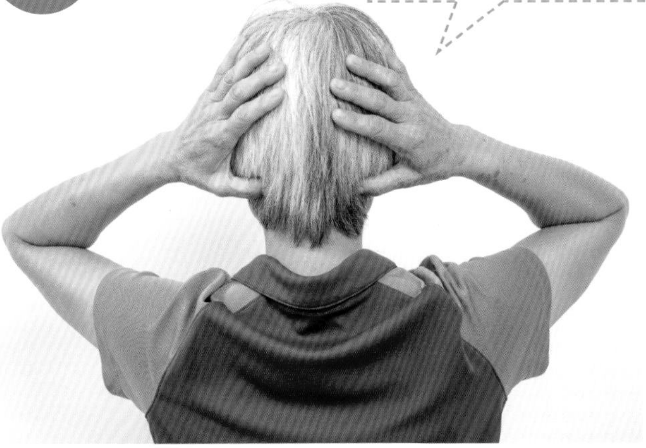

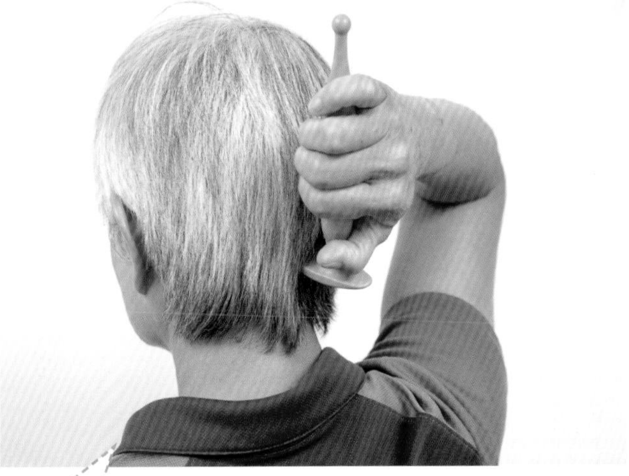

2 直接用「刮刮樂」在後腦勺疼痛部位由上往下按摩。

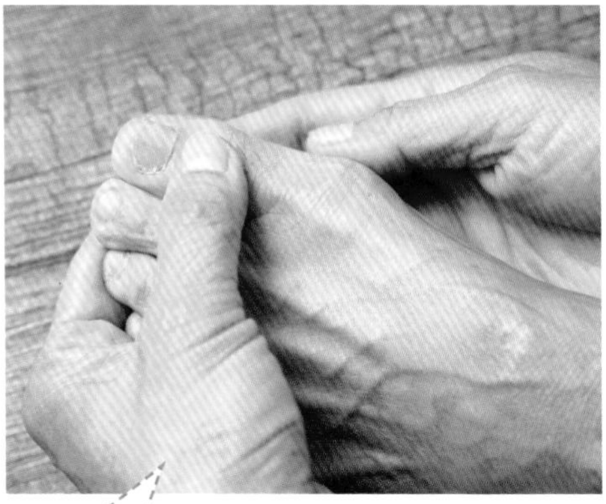

3 在對應位置按摩：按揉腳拇趾末節，趾甲後方的骨頭（左右交叉對應）。

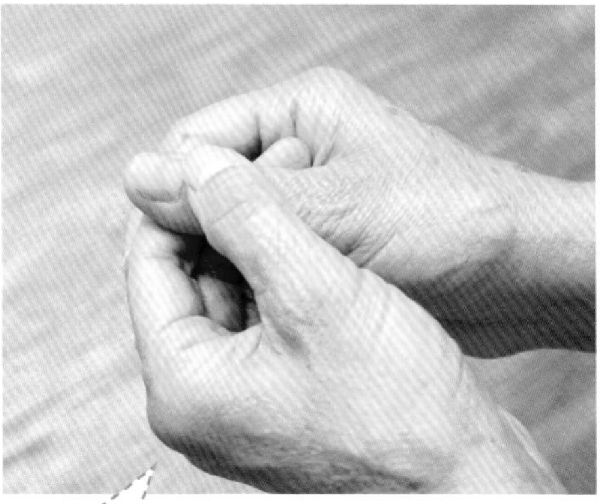

4 按揉手拇指末節，指甲後方的骨頭（左右交叉對應，此處理法比按揉腳拇趾的對應位置效果差些）。

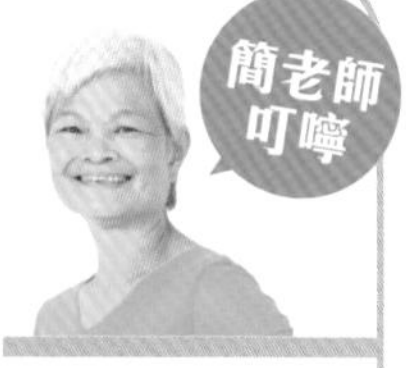

◆ 後腦勺是膀胱經及膀胱經筋經過的地方，敲打背部，活絡膀胱經，也促使膀胱經筋恢復彈性，有助於減緩後腦脹痛症狀。如果能把膀胱經也疏通了，就能夠徹底遠離後腦勺的脹痛了。

◆ 很多人在後腦勺脹痛時會用手敲敲後腦勺，雖然可以暫時獲得緩解，但不久之後又會開始脹痛。這是因為用手掌輕拍後腦勺時，藉由振盪的力量局部疏通了膀胱經，並讓後腦勺僵硬的膀胱經筋恢復彈性，效果立即可見。上班族每天伏案工作，用腦過度，壓力過大，很容易在後腦、肩頸部位累積代謝物，阻塞了氣血通道。因此除了按摩、徒手敲打後腦勺之外，若能加上敲打脊椎兩旁的肌肉，可以更大幅度的疏通活絡整條膀胱經與膀胱經筋，效果會比光是敲打後腦勺要有效且持久。

◆ 拍打時以巧勁輕拍即可，千萬不要用力硬敲，訣竅在於被拍的時候眼睛一定要直視前方，這是因為低頭時脖子上的筋就會被拉緊，效果就不佳，但大家總是拍著拍著頭就不自覺地低下去，此時只要記住眼睛要看著前方，就不會愈拍頭愈低了。

◆ 後腦勺骨頭疼痛，往往是長期累積過大的壓力和姿勢不良導致肩頸筋腱緊繃，氣血不通所致，所以除了按揉對應部位外，還要按摩第五掌骨和它外側肌肉裡的筋腱，也可以直接在後頸的筋上刮痧。此外，要常常活動頸部。

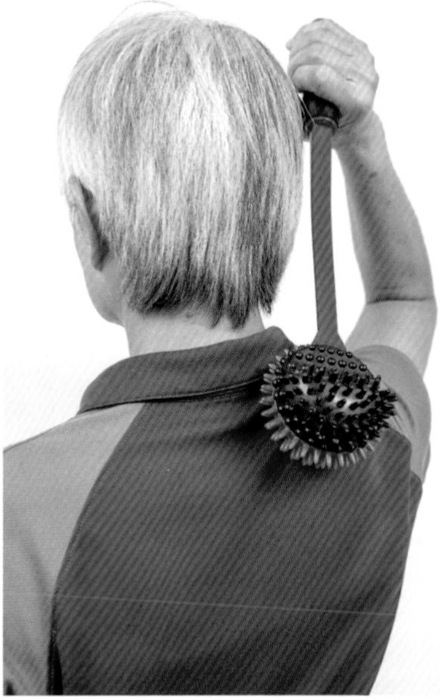

3-2

適用症狀 頸椎僵硬痠痛、頸椎長骨刺

疼痛部位

頸椎

頸椎問題跟後腦勺一樣，都常發生在案牘勞形的上班族身上。相對於後腦勺，頸椎不像後腦勺被骨頭固定著，因而較容易因運動或姿勢不良而產生骨頭移位或滑脫的問題。頸椎有七節，最常出現問題的是在第六、七節。長時間低著頭工作，固定姿勢太久，頸椎第六、七節部位氣血不通，會累積太多的代謝物，久之就會出現痠痛、疼痛長骨刺等問題。建議減少持續低頭的時間，並多做頸部運動。

處理方法

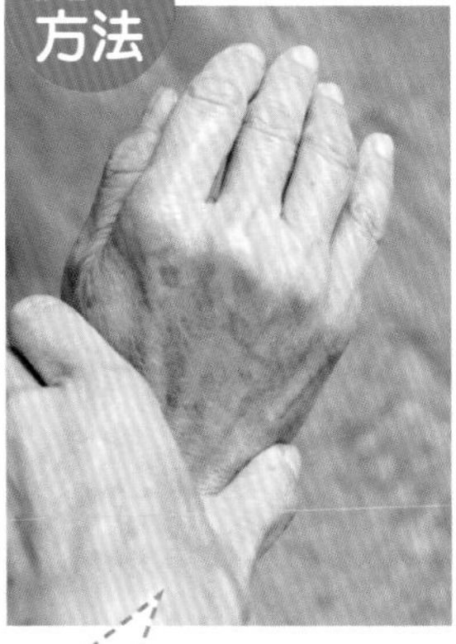

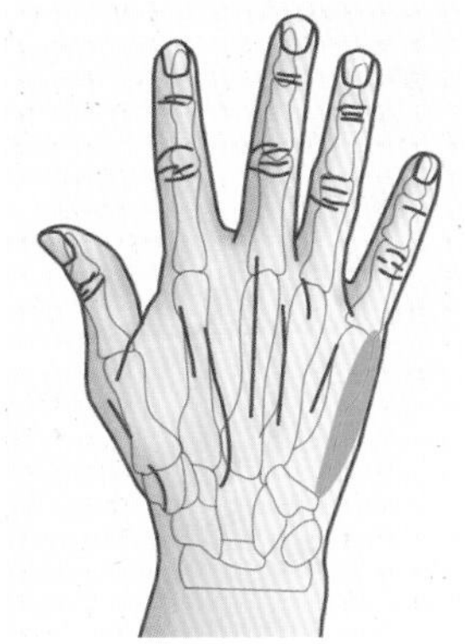

1 拇指與另一手的第五掌骨垂直，用拇指末節的外側按揉第五掌骨的外側。

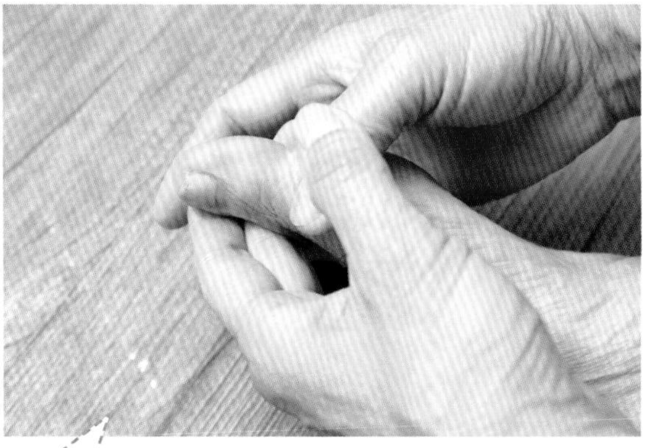

2 雙手拇指上下重疊放在腳拇趾基節的後端，由後往前按摩。

3 頸部鬆筋運動：左顧右盼（請參考第 136 頁）、「前俯後仰」（上半身不動，將頭往下垂，再往上看）、「左倒右倒」（上半身不動，將頭往左倒，再往右倒）。

前俯後仰

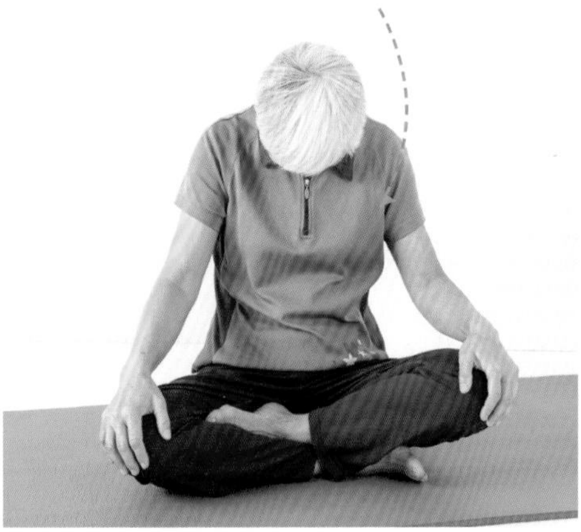

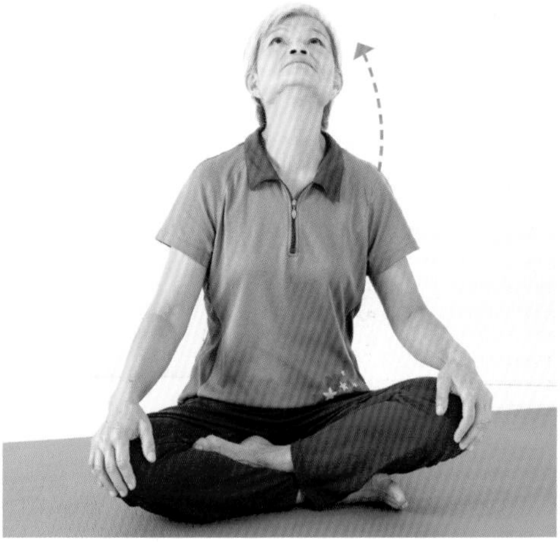

左倒右倒

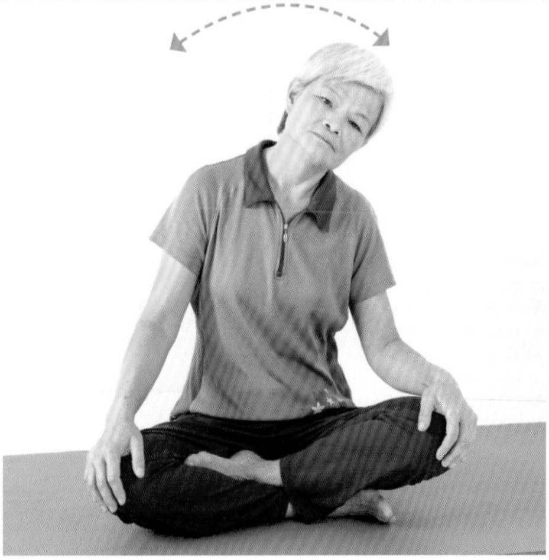

左顧右盼

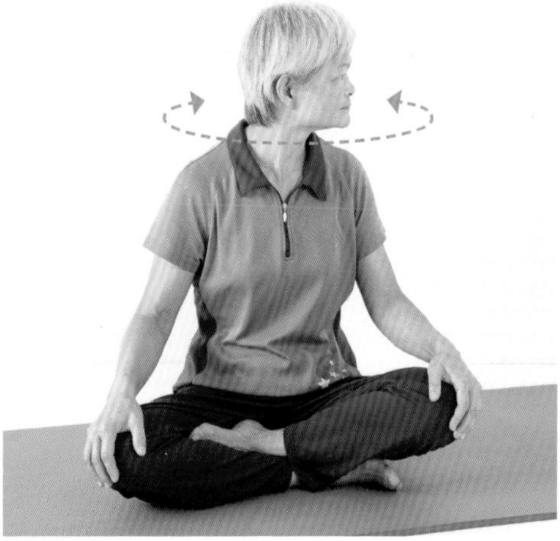

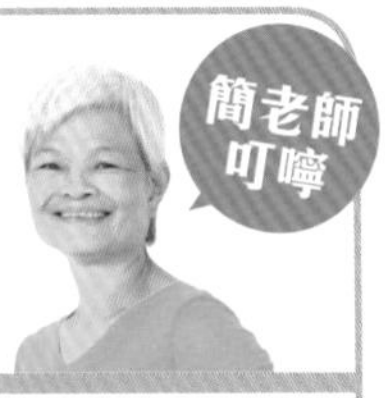

◆ 我常常建議脊椎部位不要讓人碰，自己的身體只有自己最瞭解。後腦勺脹痛時可以用手掌輕敲來振盪、疏通筋脈，頸椎疼痛就不能用拍打的方式處理，因為直接拍打頸椎，恐怕會衍生更多傷害。

關於刮痧：

◆ 刮痧的效果很好，它也是利用一鬆一緊的方式活讓筋絡恢復彈性，但格外要注意的是由於脖子後方是頸椎所在之處，刮的時候必須避開骨頭，千萬不要往骨頭上刮，要在脊椎兩旁肌肉厚實的部位刮。

◆ 老祖母時代就地取材，常用湯匙、錢幣來刮痧。用錢幣刮痧會傷皮膚表層，所以古人說刮完痧後當天不能洗澡，因為洗澡時皮膚會疼痛。用湯匙刮痧，若施力不當，陶瓷材質的湯匙若破裂了，恐怕傷及肌膚。用好的刮痧器來刮痧，省力又好使力，被刮痧的部位也減輕負擔。

◆ 刮痧時，施力要運用巧勁而不可用蠻力硬刮，才不會使被刮痧部位受傷。

◆ 刮痧是「洩法」，也就是把體內的廢物排泄到體外，就像清水道，清除阻塞水流的廢物一樣。但孕婦和身體虛弱者的身體狀況和一般人不同，不宜刮痧。

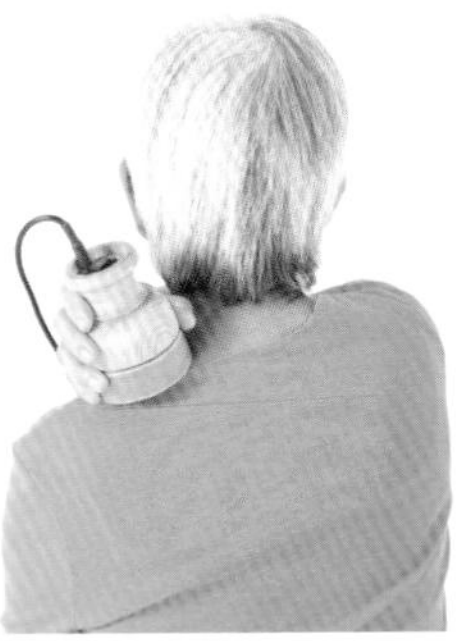

3-3

疼痛部位

後頸和肩膀

常常看到疲累一天的上班族因為肩頸痠痛而不停地扭動脖子、聳動肩膀。這些部位的痠痛都是因為久坐、長時間低著頭工作、壓力過大所致。動一動脖子、肩膀，雖然可以暫時緩解一下不適，但無法根除痠痛。利用書中介紹的「對應處理法」，效果好而持久，值得你一試。

適用症狀 肩頸僵硬、落枕

處理方法

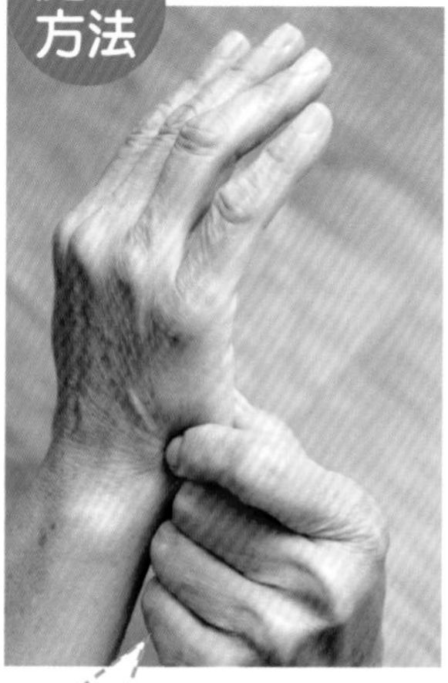

1 用拇指和食指夾住第五掌骨外側肌肉裡的筋，按揉整段的筋腱，或用「刮刮樂」刮這條筋腱，力道務必要透入肌肉裡的筋脈。

2 直接在痠痛部位上刮痧（肩頸一定要放鬆）。

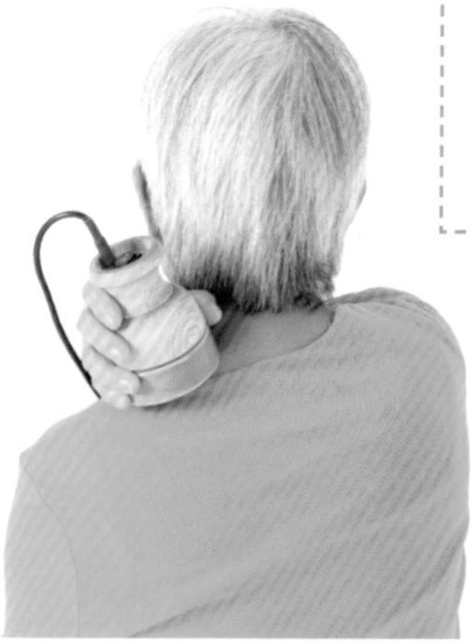

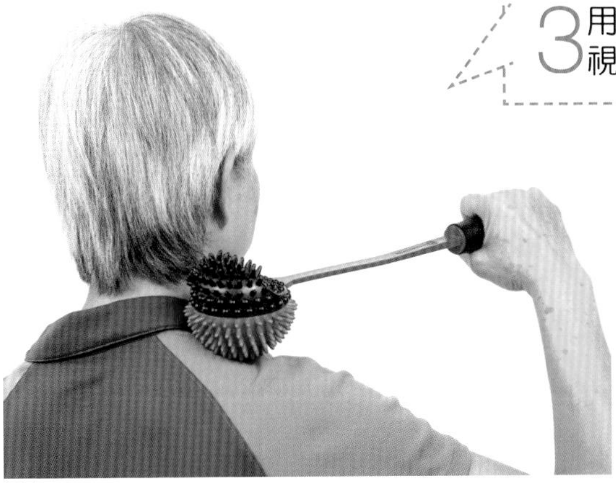

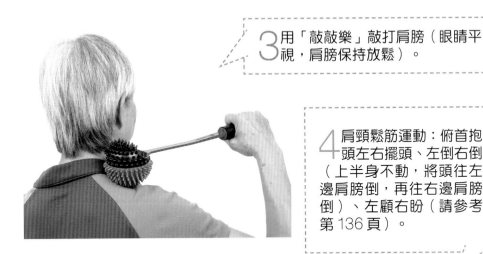

3 用「敲敲樂」敲打肩膀（眼睛平視，肩膀保持放鬆）。

4 肩頸鬆筋運動：俯首抱頭左右擺頭、左倒右倒（上半身不動，將頭往左邊肩膀倒，再往右邊肩膀倒）、左顧右盼（請參考第136頁）。

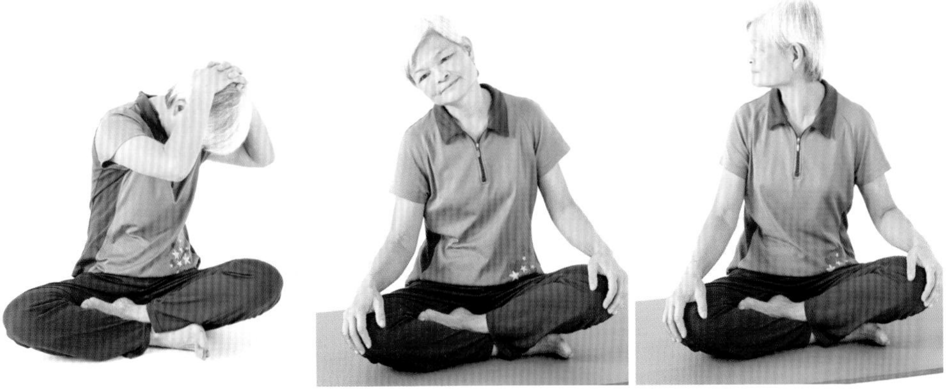

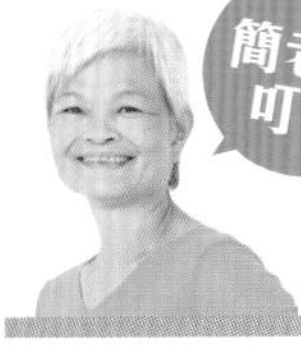

簡老師叮嚀

◆ 筋骨痠痛者，要注意保暖，痠痛部位不要暴露在冷氣房裡，否則痠痛不易消除。

◆ 若覺得徒手不好施力，也可以將手掌外側放在圓滑的桌沿或方向盤上，用力按揉第五掌骨外側的肌肉裡的筋腱。

3-4

疼痛部位

肩胛骨

骨盆由髂骨、坐骨和恥骨組成的，其中薦椎兩旁的髂骨和上半身的肩胛骨上下對稱，它們有「同病相憐」的奇妙關係。

適用症狀 肩胛骨痠痛

處理方法

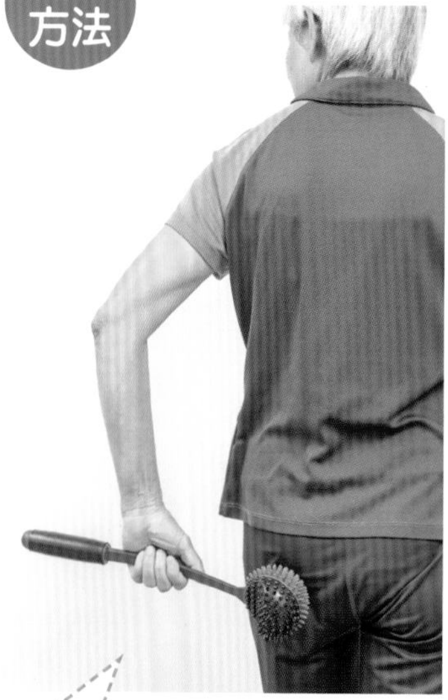

1 用「敲敲樂」敲打髂骨（用來處理較淺層的痠痛）。

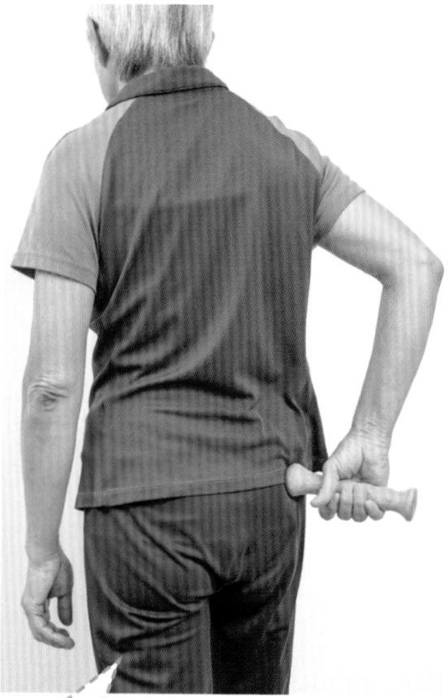

2 用「搥搥樂」捶打髂骨（用來處理較深層的痠痛）。

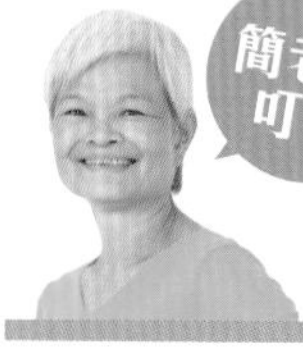

簡老師叮嚀

當你感覺肩胛骨痠痛時，敲打髂骨的對應部位，也會感覺疼痛；反之亦然。更奇妙的是，當你在對應部位下手處理後，上下對應的兩個部位的疼痛會同時消失！

3-5

適用症狀　肩胛骨上方的筋腱痠痛

疼痛部位

肩胛骨上方的筋腱

在脖子兩側，用手捏鎖骨和肩胛骨的上方會捏到一條相當粗的筋腱。將手搭在筋腱上左右轉頭，筋腱會隨著轉頭動作而起伏。仔細按揉髂骨的上緣會感覺有一條橫向的筋腱，它就是肩胛骨上方筋腱的對應處理部位。

處理方法

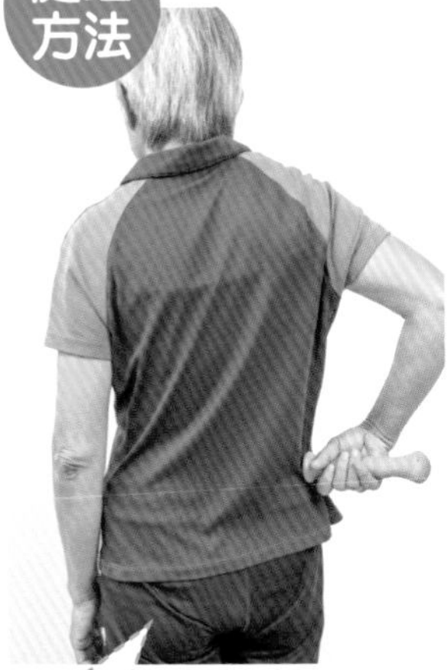

1 用「搥搥樂」的「平頭」捶打髂骨上緣的筋腱。

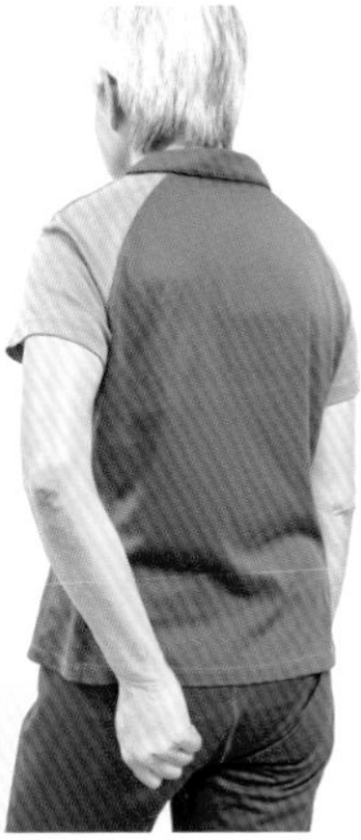

2 用拇指稍用力按揉髂骨上緣的筋腱。

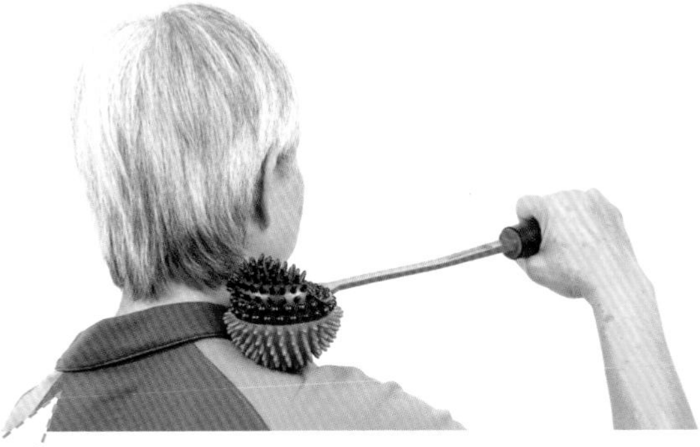

3 用「搥搥樂」或「敲敲樂」直接捶打疼痛部位。

3-6

疼痛部位
膏肓

膏肓痛，其實是位在肩胛骨內緣較深層部位的筋腱拘緊、僵硬造成的疼痛。被膏肓部位疼痛困擾的人不計其數，而且幾乎都找不到消除疼痛的方法。「對應處理法」能使你輕鬆而快速地消除疼痛。

適用症狀 肩胛骨內緣痠痛

處理方法

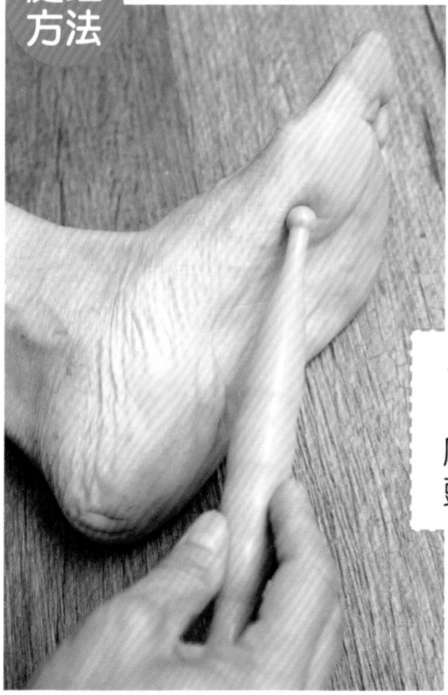

1 按摩腳底第一掌趾關節，位在腳底最內側，緊鄰骨頭位置的筋腱。

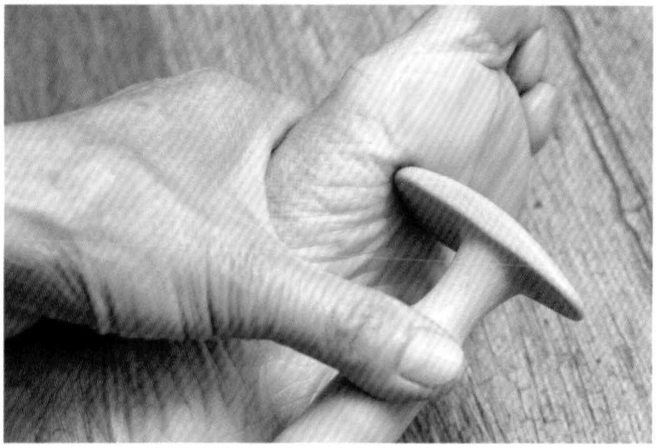

2 鬆筋運動：「左右角力」（兩手如圖示上下交疊，頭往左轉，右手盡量將左肩膀往右牽引至極限。牽引的時候，左手掌心有時向上，有時向下。做數次後，左右手交換）、「抱胸拱背」（雙手環抱肩膀，意志專注在膏肓）。

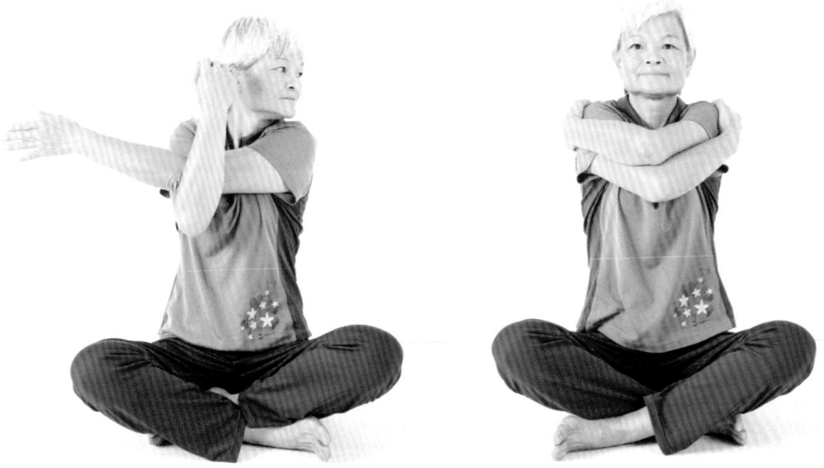

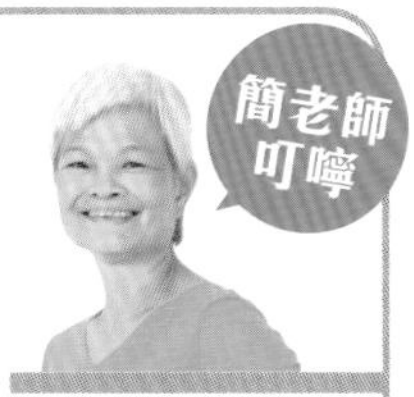

◆通常膏肓痠痛是因為膏肓部位的筋腱緊繃所致，該處的筋腱緊繃，腳底上述位置對應的筋腱也會緊繃。用刮痧器按摩對應位置的筋腱，使之恢復彈性，膏肓的痠痛就消失了。用刮刮樂或其他按摩器按摩腳底的對應部位時，腳掌一定要放鬆。若腳底緊繃，筋腱跟著緊繃，在這種情況下按摩，會造成筋腱受傷。

◆長時間低頭久坐沒有改變姿勢的上班族、「低頭族」、「滑手族」、背對著冷氣出口坐辦公桌的人，都容易導致背後的膀胱經筋拘緊、僵硬，出現膏肓部位疼痛症狀。建議經常待在冷氣房裡的人要注意肩頸、背部、腹部、膝關節等部位的保暖。

3-7

疼痛部位

肩關節

人體的眾多關節中，能夠像肩關節這麼多面向、多角度活動的不多，肩關節能做多角度的活動，但不同部位筋腱發炎疼痛時，卻會導致手無法向上舉，或向左向右平舉，影響生活甚巨。此時藉由對應處理法，能輕鬆消除間關節疼痛問題。

適用症狀 肩關節疼痛、發炎

處理方法

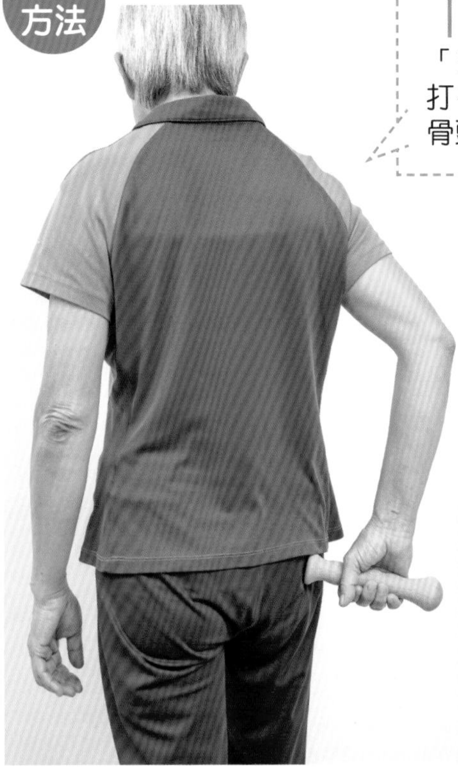

1 用「搥搥樂」捶打臀部髖關節，約在「環跳穴」部位。捶打在筋腱上而不是在骨頭上。

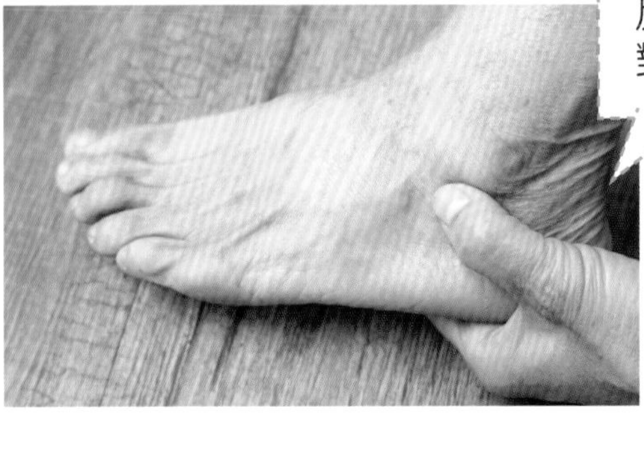

2 用拇指腹稍微用力按摩外踝骨下的凹槽，即髖關節反射區。因為肩關節、髖關節和「髖關節反射區」一脈對應。

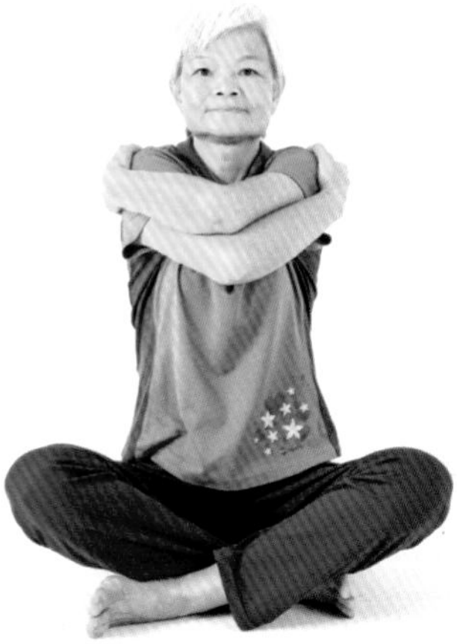

3 鬆筋運動：抱胸拱背（挺直上身，左右手臂緊緊地環抱肩膀，手臂水平，意念專注在上背部，用力將兩個肩胛骨往後推至極限。左右手上下交替輪流做）。

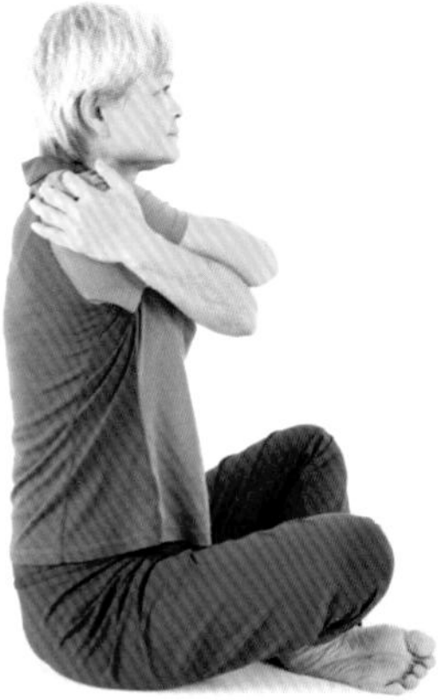

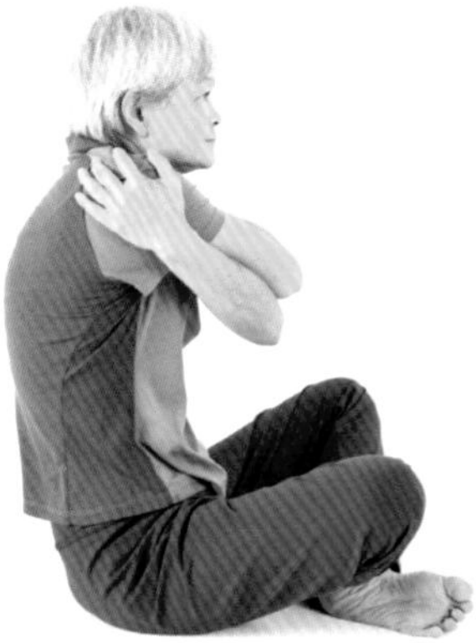

簡老師叮嚀

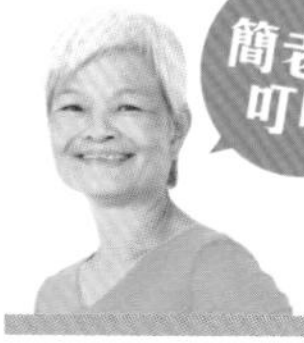

外踝骨下的凹槽呈弧形，用拇指指腹按摩，力道不容易到位，改用拇指末節的側面施力在凹槽上較能力透深層。該部位呈現鼓起、肌肉硬實狀態者，表示髖關節疼痛較嚴重。

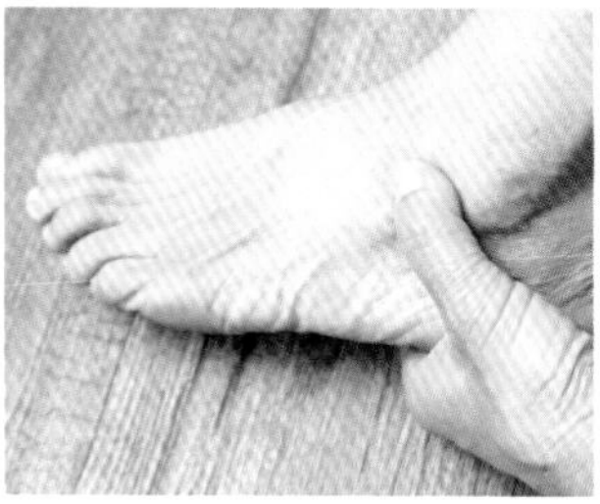

3-8

疼痛部位

腋下及背後緊鄰肩胛骨部位

穿脫套頭衣服有困難、雙手難以緊抱胸前的人，是因為該部位的筋腱發炎、組織沾黏引發疼痛所致。用通電加溫的活瓷刮痧器在患部刮痧效果最好、最快，因為加溫能促進氣血循環，遠紅外線有活化組織、消炎作用。

適用症狀

因組織發炎、沾黏導致手臂無力、手無法抬舉、雙手交叉環抱困難、五十肩等。

處理方法

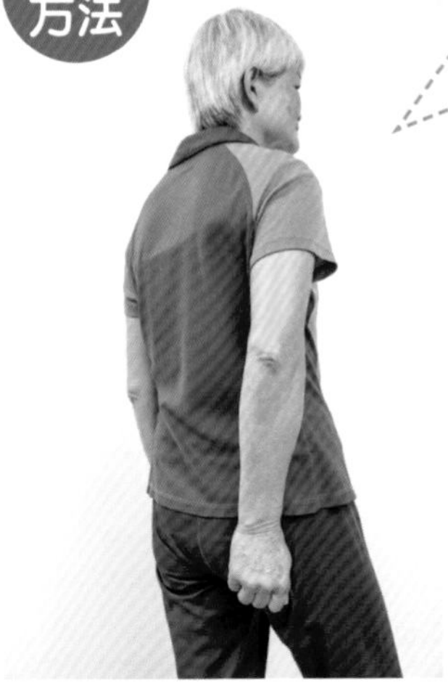

1 手半握拳，用大魚際部位敲打臂部髖關節部位。

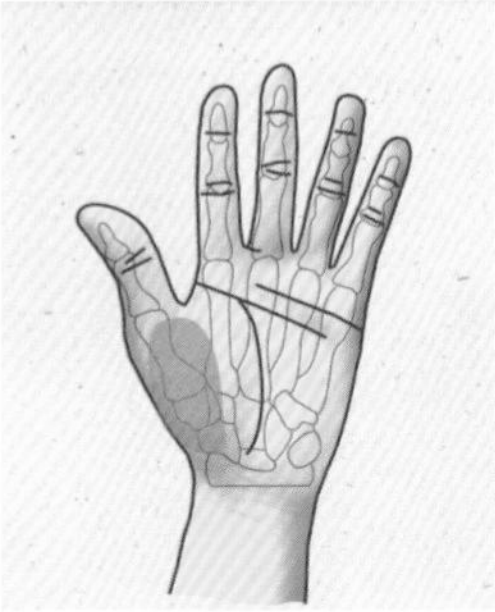

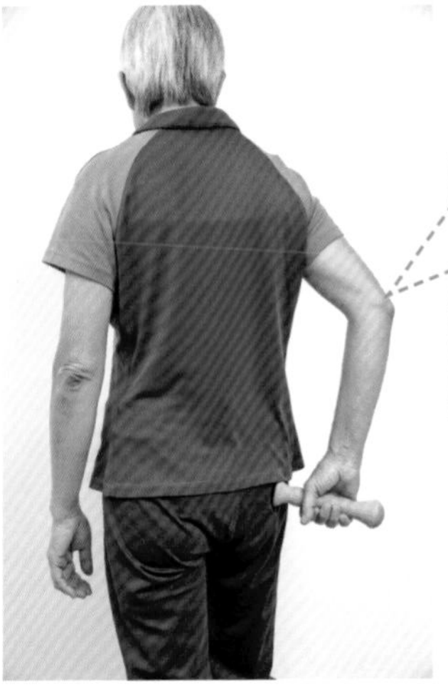

2 用「搥搥樂」捶打臂部髖關節部位。

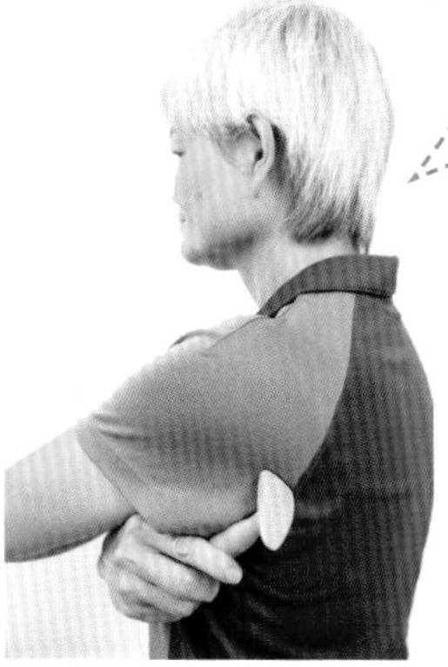

3 用「刮刮樂」直接在腋下或肩膀疼痛部位，視部位不同，以不同角度刮痧。

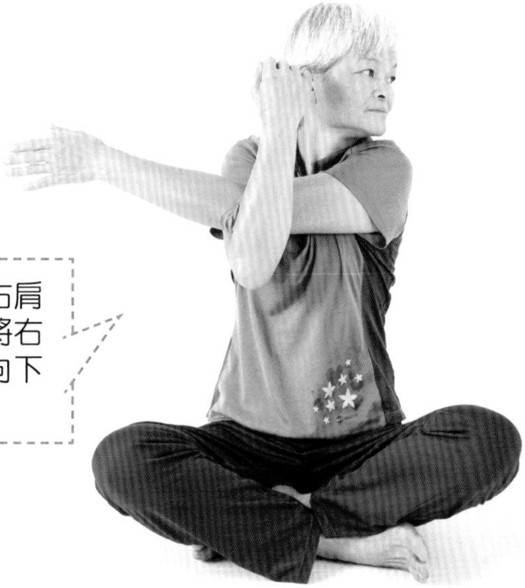

4 鬆筋運動：左右角力（右肩關節疼痛時，左手盡量將右手向左拉扯並同時向上、向下緩緩移動）。

簡老師叮嚀

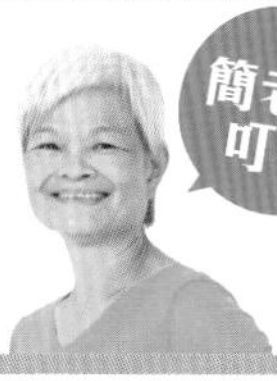

上述「肩胛骨、肩胛骨上方的筋腱、膏肓、肩關節、腋下及背後緊鄰肩胛骨部位」等部位都非常相近，對應部位也容易混淆。建議讀者一時若無法確定對應部位，可以在某一對應部位大範圍敲打、捶打或按摩、刮痧。若手法正確的話，疼痛部位就是對應部位。

3-9

疼痛部位：胸椎

上班族很容易腰痠背痛，大都是長期固定相同姿勢，過度勞累累積出來的。身體局部組織累積過多的代謝物，會導致該部位氣滯血瘀，痠痛相繼而來。外力撞擊也會造成氣滯血瘀。透過適當的處理方法化解氣滯血瘀，痠痛自然消除。

適用症狀 背部痠痛、僵直性脊椎炎、脊椎骨刺

處理方法

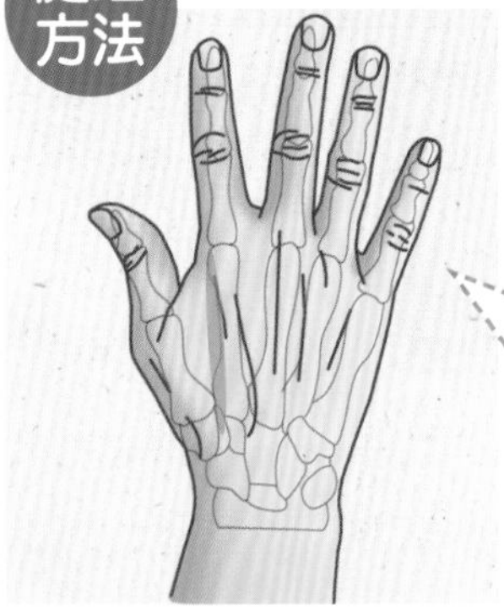

1 用拇指腹按揉另一隻手的第二掌骨內側（一點一點地按揉整段掌骨）。

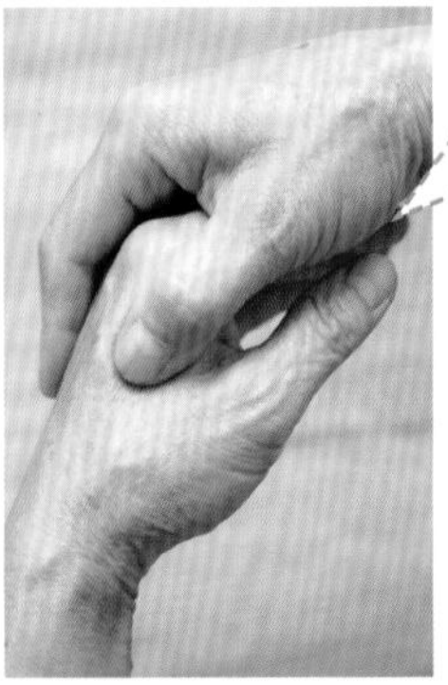

2 用拇指腹按揉或用「刮刮樂」刮第二掌骨旁的筋腱（要將筋腱貼在掌骨上來處理）。

3 雙手拇指上下重疊按揉腳內側第一蹠骨的內側，或用活瓷刮痧器來處理，一點一點地按揉，力透反應層效果佳。

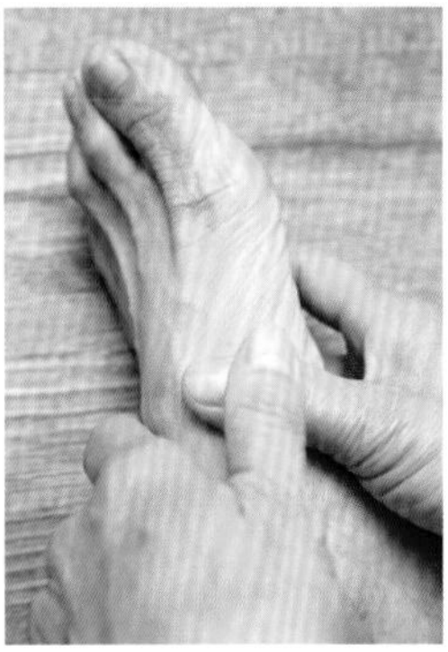

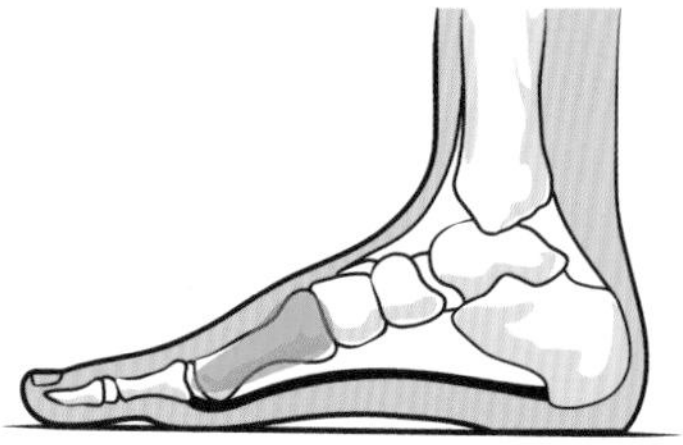

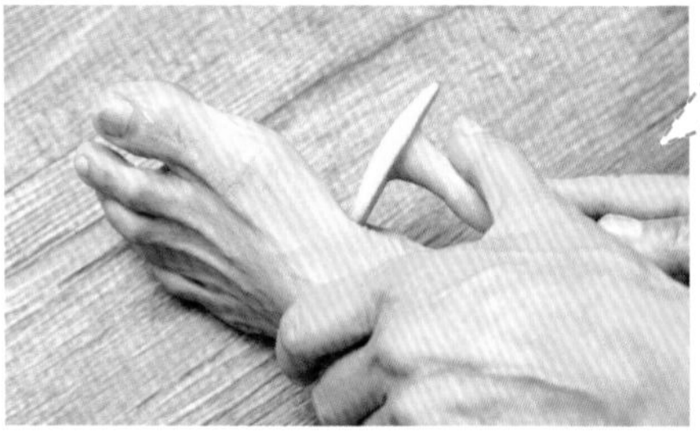

4 用刮痧器適度施力，按摩蹠骨下方的筋腱。

5 振盪脊椎：用「敲敲樂」敲打背脊（只能用彈性把柄、彈性球體的工具拍打，力道適度，力透背脊）。

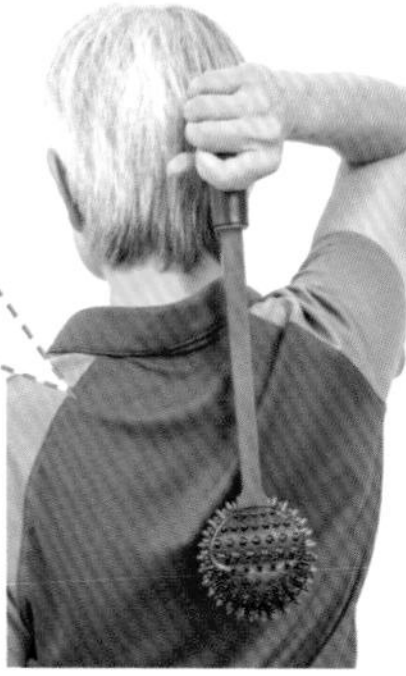

6 背部運動：且上且下（請參考第 138 頁）、盤坐抱頭拱身（鍛鍊胸椎）、盤坐抱頭拱身左右轉（鍛鍊脊椎兩旁的膀胱經筋）。

且上且下

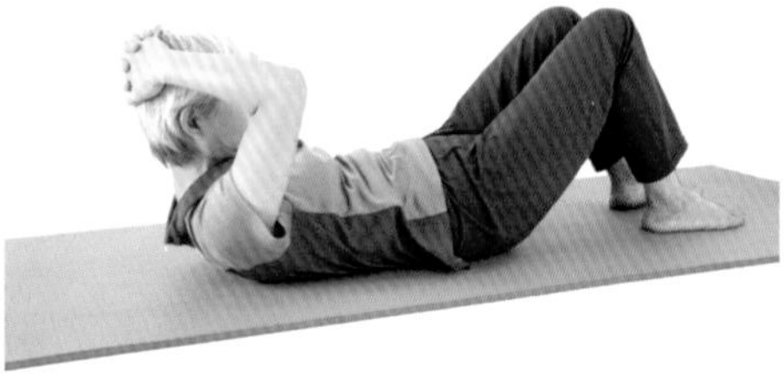

盤坐抱頭拱身

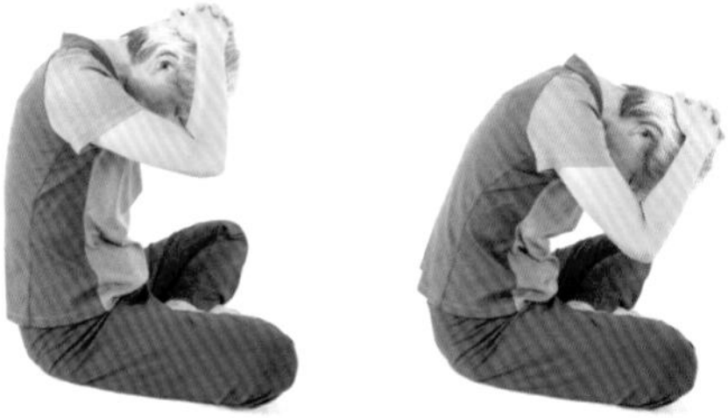

盤坐抱頭左右轉

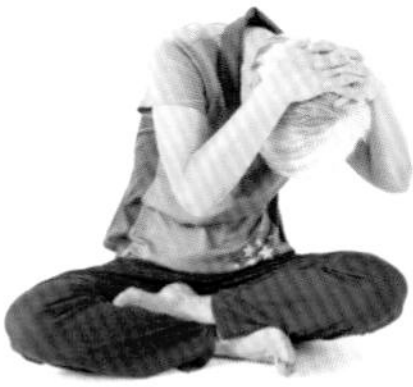

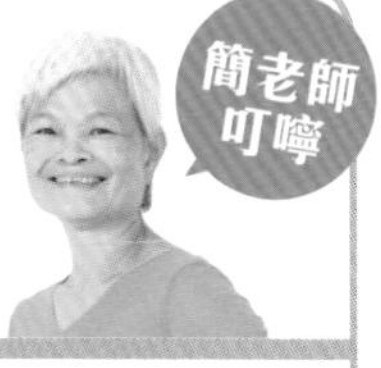

遠紅外線有活化組織、消炎作用，組織沾黏、發炎時，不妨用遠紅外線暖舒袋熱敷疼痛部位。不喜歡刮痧的人，也可以改用遠紅外線來熱敷患部。

3-10

疼痛部位

上背脊椎兩旁的筋腱

所有腰背痠痛者，建議處理整條膀胱經筋的「對應部位」，包括第二掌骨側的筋腱、腳底第一蹠骨下的筋腱和用滾棒滾小腿肚。若只處理痠痛部位的「對應部位」，效果較差且不易斷根。

適用症狀 背部筋腱僵硬拘緊

處理方法

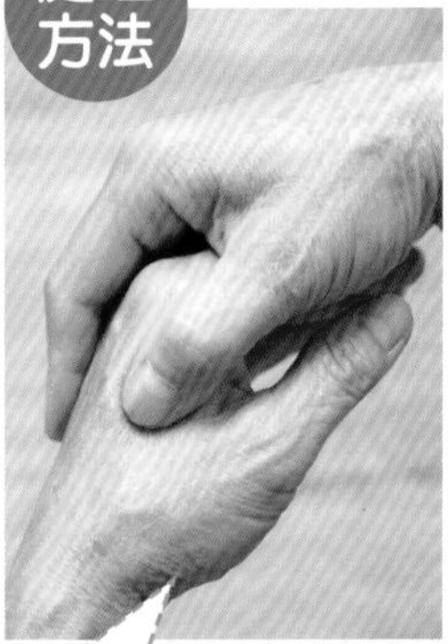

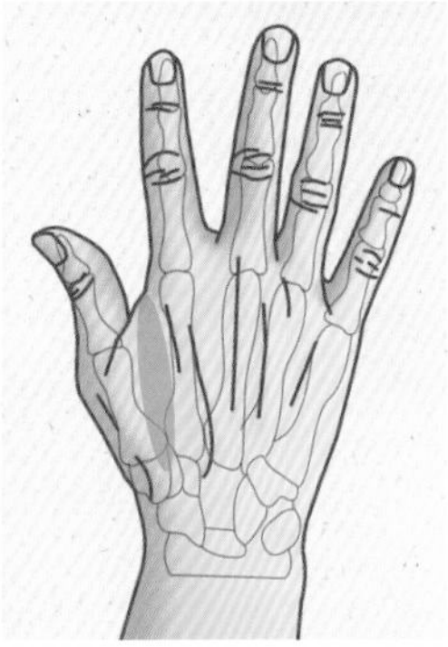

1 用拇指腹將第二掌骨旁的筋腱推在第二掌骨上，並一點一點地按揉整段筋腱（注意：要把筋腱緊貼著掌骨按揉才有效果）。

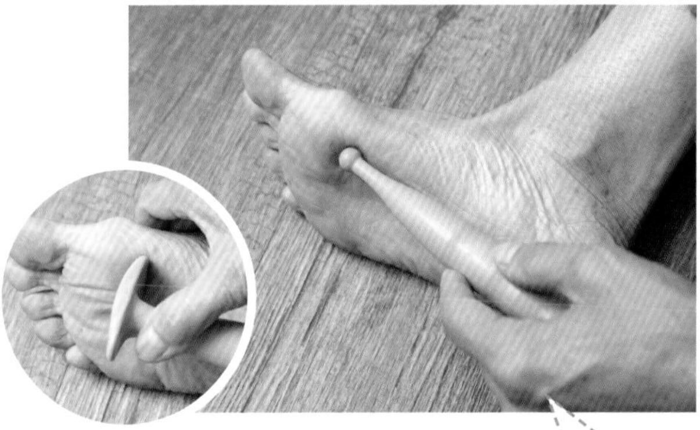

2 用拇指腹找到腳內側第一蹠骨下方肌肉裡的筋腱，用工具在筋腱上由前往後適度施力按摩。

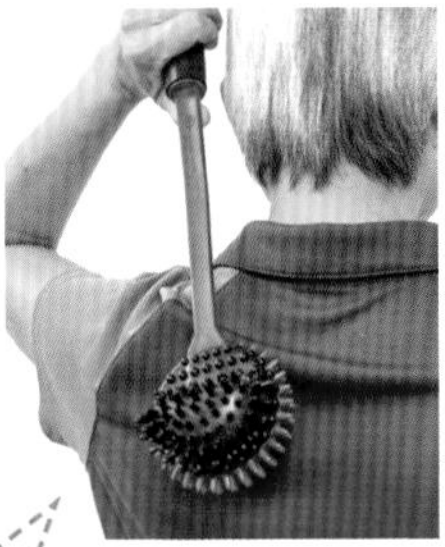

3 用敲敲樂敲打背部，或請他人幫忙直接在痠痛部位刮痧。

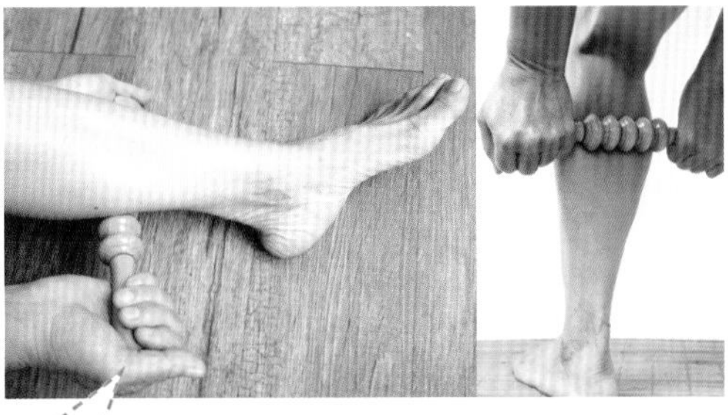

4 用滾棒在小腿肚上滾動，當小腿肚的筋鬆開的時候，背部的壓力也會解除。

5 盤坐抱頭俯身左右轉：盤坐抱首拱身擺頭。

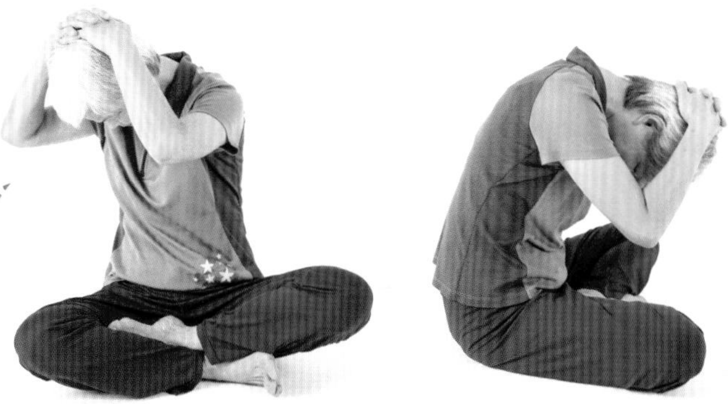

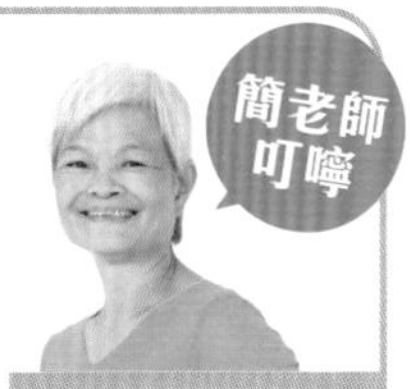

◆ 膀胱經筋從頸椎旁往下延伸到腳跟。腰背僵硬和夾脊僵硬都和膀胱經筋有關連，用滾棒滾小腿肚，使該部位裡的膀胱經筋恢復彈性，能有效緩解腰背僵硬和夾脊僵硬。

◆ 筋跟骨的質地不同，但當疼痛位置位在筋骨相接或重疊之處時，很多人就會難以分辨到底是筋痛還是骨痛。不過沒關係，如果分辨不出來時，可以直接從「痛的位置」著手，將疼痛區域整個視為一個部位，下手處理就不須多煩惱了。

3-11

適用症狀 腰椎疼痛、骨刺

疼痛部位

腰椎

腰椎疾患輕重不同、病根不一。有因姿勢不良，缺乏運動造成氣血不通的疼痛；有因車禍等意外強力撞擊留下的後遺症。勞動者長期負重過大，腰椎間盤磨損會導致下肢酸麻。還有些女性因為身體虛弱，常感覺腰部痠軟無力，月經來時症狀會更嚴重。

處理方法

1 用拇指腹按揉第二掌骨內側。

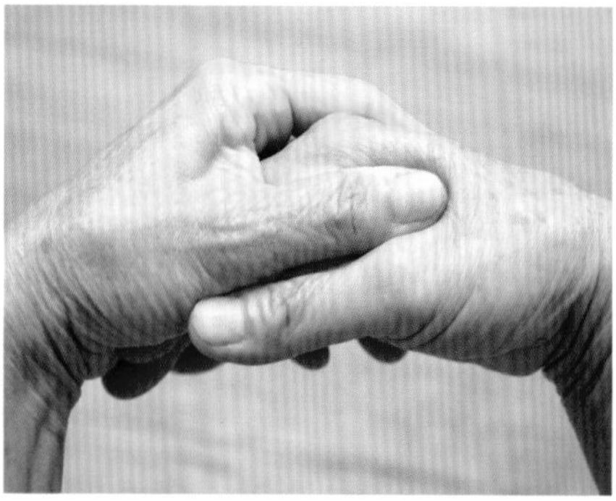

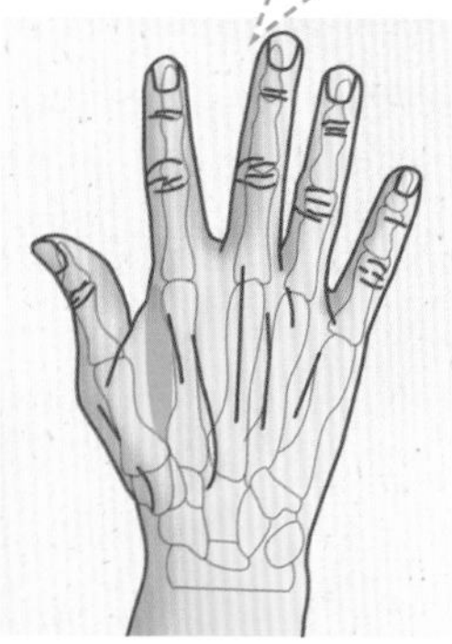

2 用拇指腹按揉或用刮刮樂按摩第二掌骨旁的筋腱（要將筋腱貼在掌骨上來處理）。

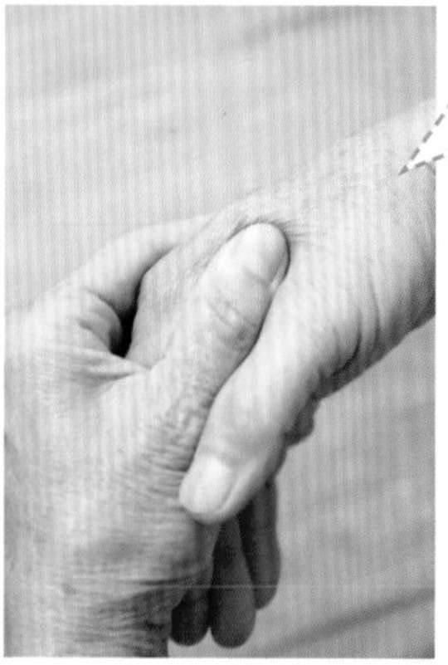

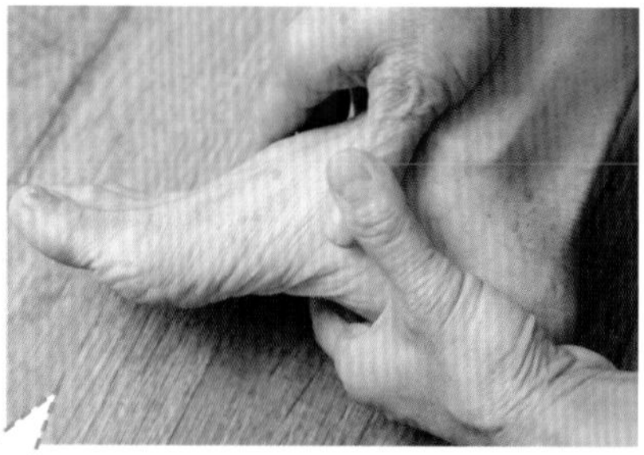

3 雙手拇指上下重疊按揉腳內側第一蹠骨之後到內踝骨下方的骨頭（楔狀骨和舟狀骨）的內側。

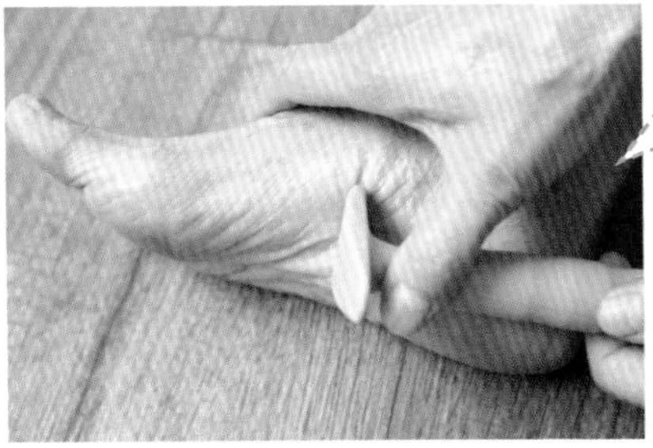

4 用刮刮樂按摩腳內側緊鄰骨頭的肌肉裡的筋腱。

坐式俯身

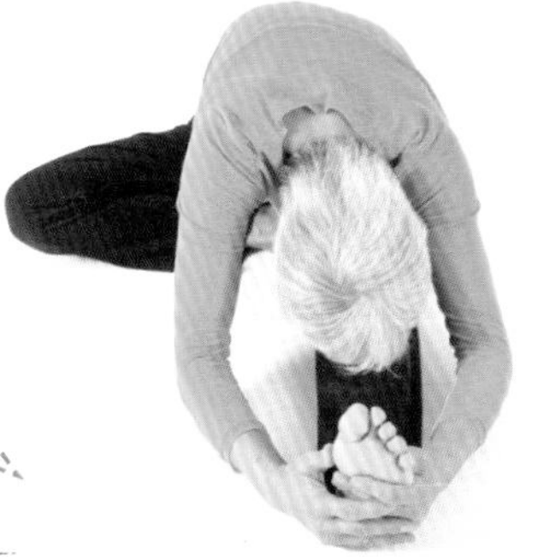

5 腰椎運動：坐式俯身、挺腰凸腹（請參考第 139 頁）、懶驢打滾（請參考第 140 頁）。

挺腰凸腹

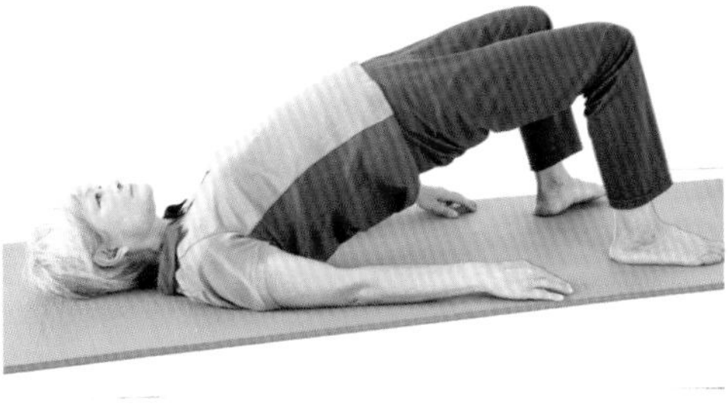

懶驢打滾

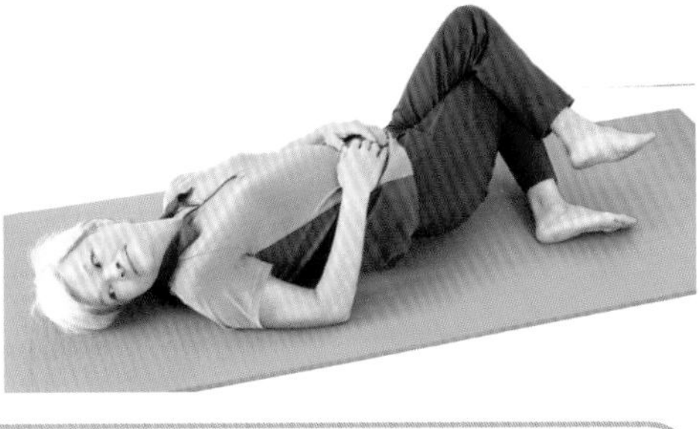

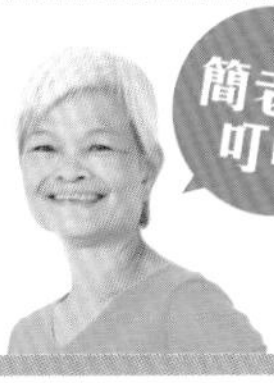

簡老師叮嚀

脊椎僵硬疼痛，往往和脊椎兩側的筋腱缺乏彈性有關，所以，只要是脊椎疾患，要同時處理骨頭和筋腱。腰椎疾患同時要處理腰椎兩旁的筋腱和小腿肚裡的膀胱經筋。

風寒、溼氣會增加筋腱的拘緊程度，所以有筋骨痠痛症狀的人，要留意保暖，盡量少吹氣（或穿長袖、長褲保護身體），不要吃冰涼飲食，不要吃生菜沙拉等生冷食物。足底筋膜炎患者往往伴隨腰痠背痛、小腿肚緊繃等症狀，這些症狀的病根其實是相同的。盡量避免風寒、溼氣滯留體內才是根本之計。

3-12

適用症狀　腰痠背痛、夾脊僵硬

疼痛部位

下背腰椎兩旁的筋腱

處理方法

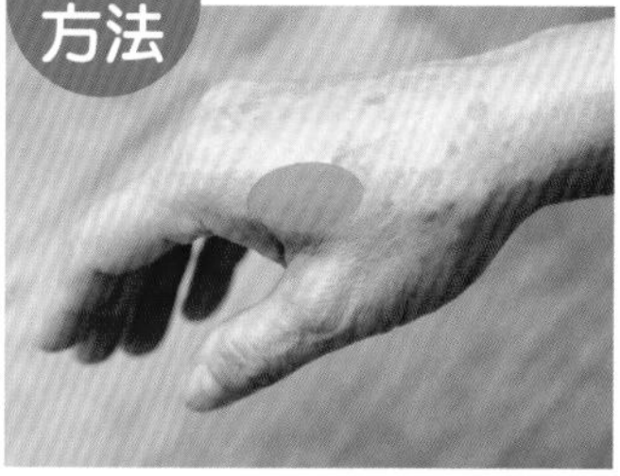

1 用拇指腹按揉或用刮刮樂按摩第二掌骨內側肌肉裡的筋腱。

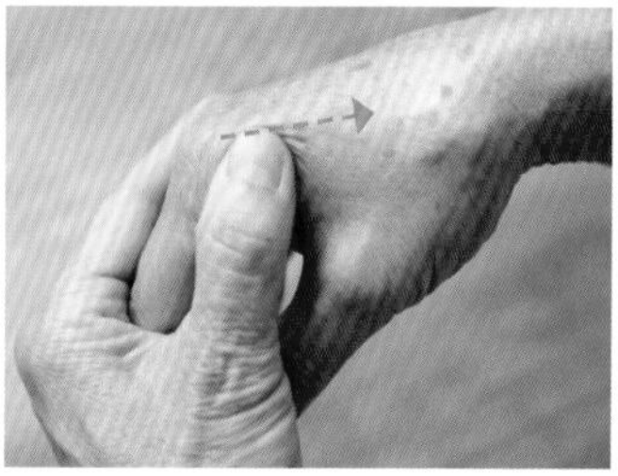

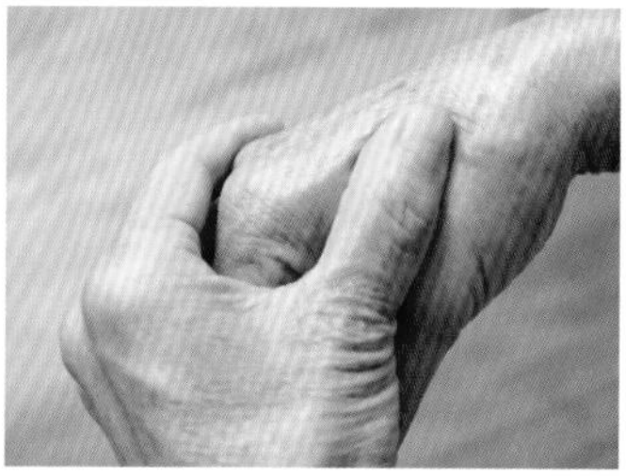

2 雙雙手拇指上下重疊按揉或用刮刮樂按摩腳內側楔狀骨和舟狀骨下方的筋腱。

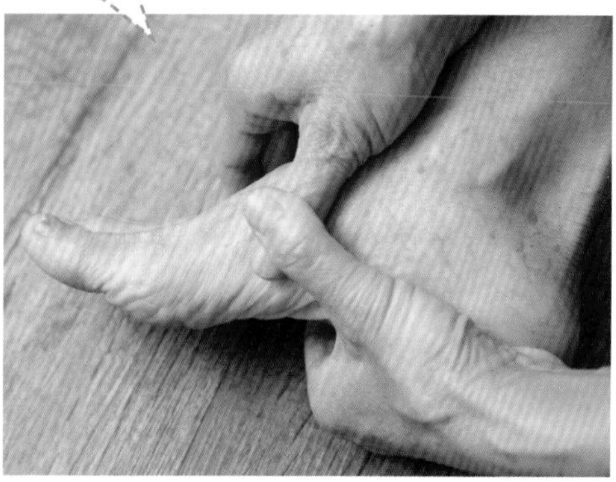

台灣氣候夏天溼熱，冬天溼冷，大部分人體質偏溼、偏寒。經常久坐又不愛運動的人，背部經常暴露在寒氣中（女性常穿露背裝，年紀大時容易發病）的人，吃冰多又怕曬太陽、怕流汗的人，最容易讓溼氣、寒氣滯留在體內，累積久了，許多筋骨的疾病就相繼出現了。

3 鬆筋運動：懶驢打滾（請參考第 140 頁）、盤坐抱頭俯身左右轉。

懶驢打滾

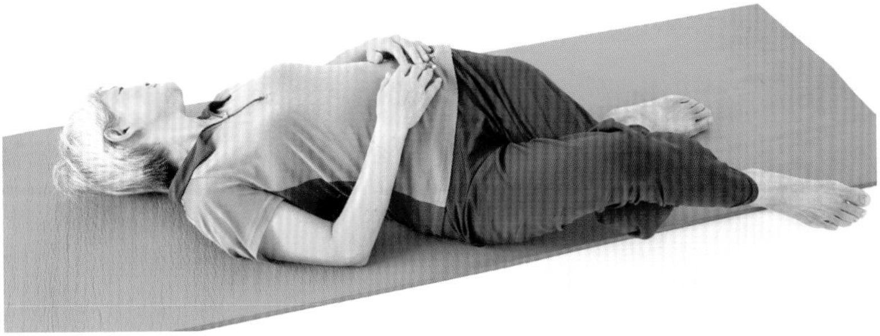

盤坐抱頭俯身左右轉

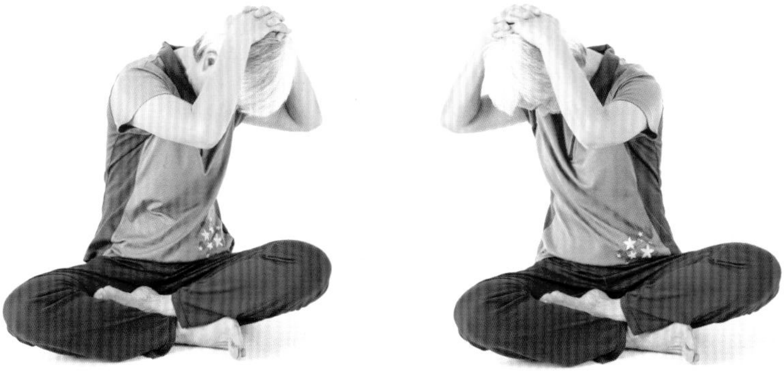

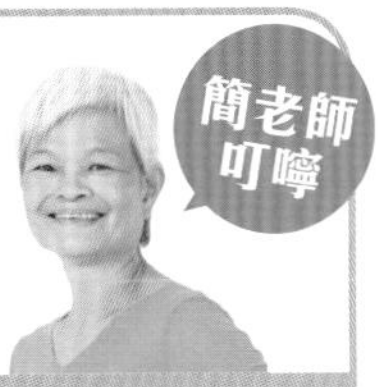

想要辨認是不是筋的問題，方法是彎那個部位時，如果會感到「緊」的話，通常就是筋出問題了。

女性的體質特別容易累積溼氣、寒氣在體內，建議夏天一定要適度曬太陽、運動和流汗，才能、排出溼氣、寒氣，秋冬天來時就不容易感冒了。

3-13

疼痛部位

薦椎

薦椎是骨盆的一部分，絕大部分婦女都有薦椎疼痛、痠痛的症狀，媽媽們的症狀更加嚴重，因為懷孕、生產、育兒過程，腰椎、薦椎的負荷特別重，長期過度疲累，因而留下了後遺症。因車禍造成薦椎疼痛的後遺症也屢見不鮮。

適用症狀 薦椎痠痛

處理方法

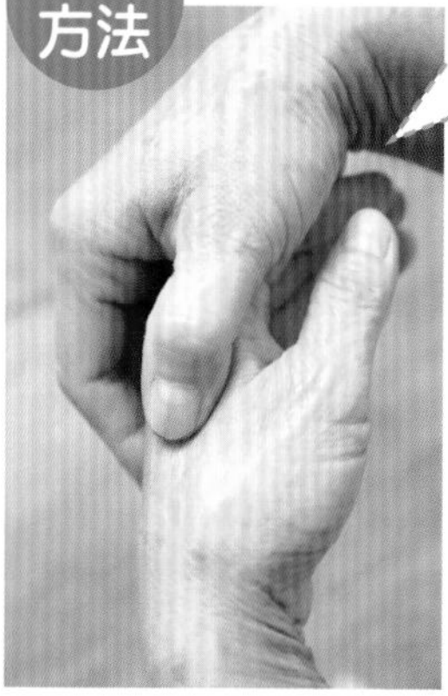

1 按摩手掌第二掌骨內側接近虎口部位。

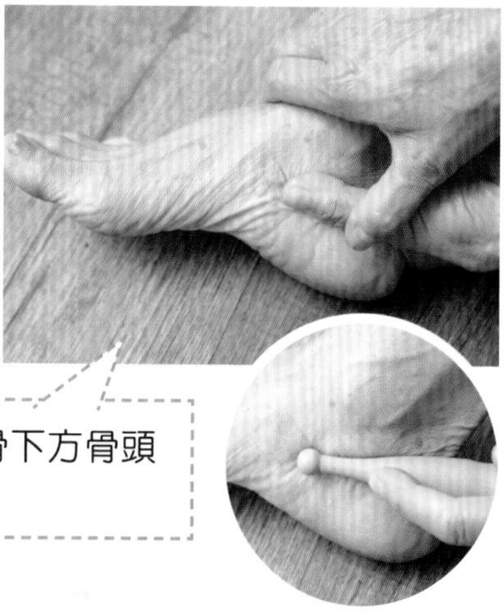

2 按摩腳內側踝骨下方骨頭的下緣。

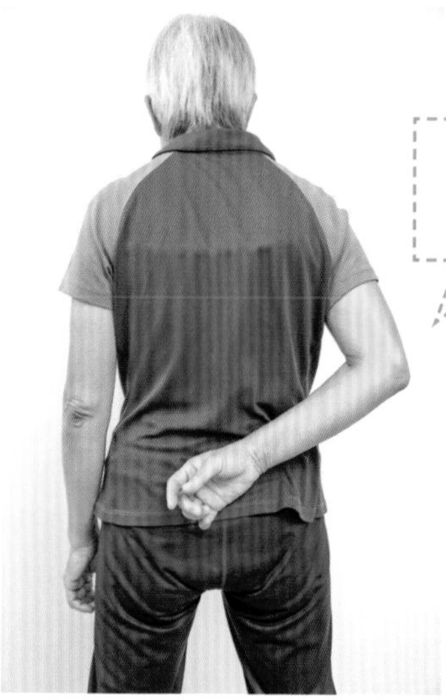

3 用手臂直接敲打疼痛部位。

你來我往

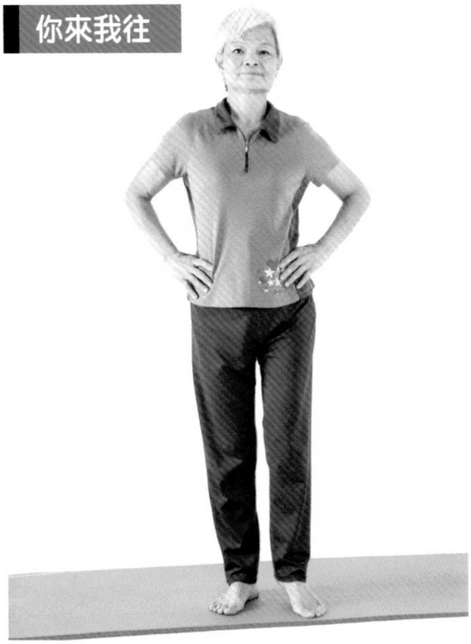

4 鬆筋運動：你來我往（請參考第 142 頁）、對空踩腳踏車（請參考第 144 頁）、屈腿縮腹。

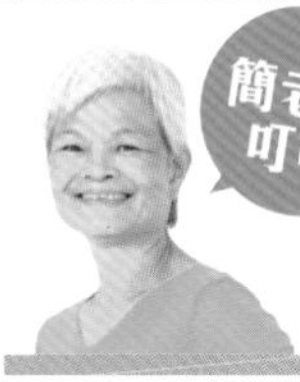

簡老師叮嚀

薦椎痠痛是很多婦女難以擺脫的痛苦，而用拇指腹按摩腳內側的薦椎反射區，技巧比較高，很多人按摩時力道往往不到位。加上薦椎部位又是比較不容易鍛鍊到的部位。因此本人特別為婦女們設計「你來我往」運動，只要用心練習，少量多次地鍛鍊，很快就可以擺脫薦椎痠痛的困擾。

對空踩腳踏車

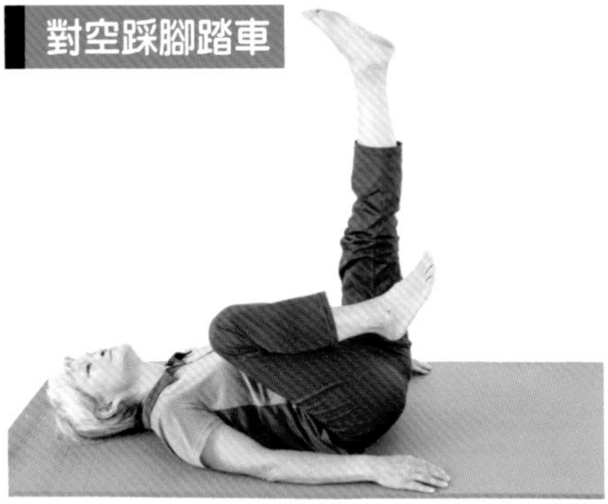

屈腿縮腹

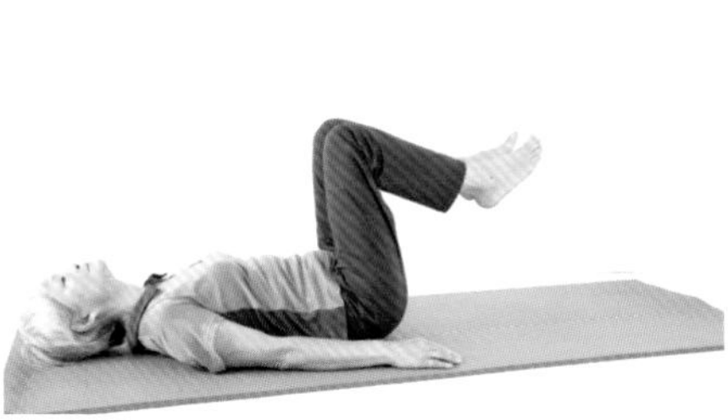

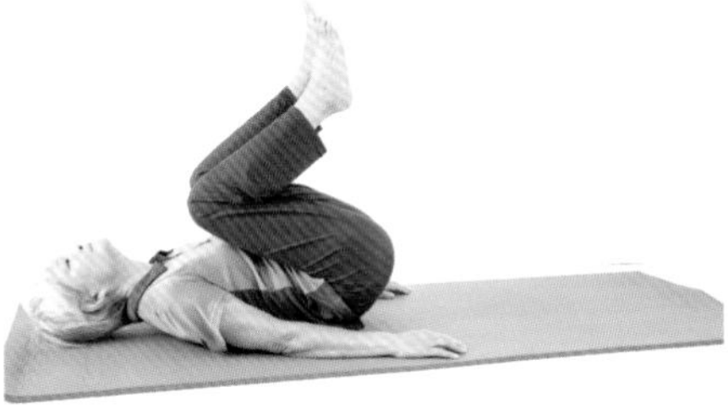

3-14

適用症狀　髂骨痠痛、預防骨盆腔發炎

疼痛部位

髂骨

肩胛骨和髂骨上下對應，女性較多髂骨痠痛者，而男性較多肩胛骨痠痛者。這可能是因為男人較常背負重物，積勞成疾。而女性先天體質較虛弱，下半身又往往比上半身更虛弱，加上懷孕過程負荷過重，所以容易導致髂骨痠痛。

處理方法

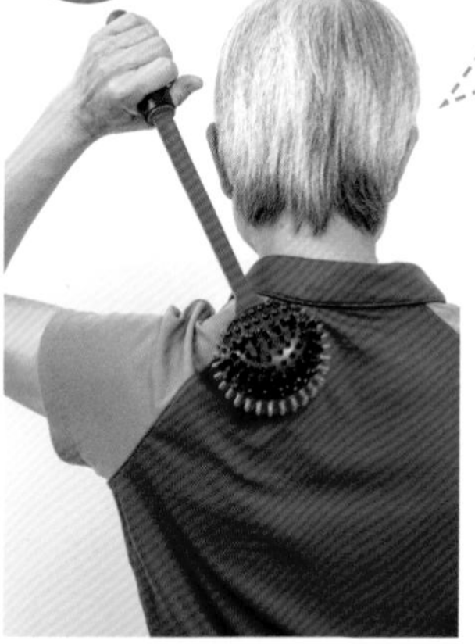

1 用「敲敲樂」敲打肩胛骨。

2 用拇指腹按摩外踝骨及其四周部位。

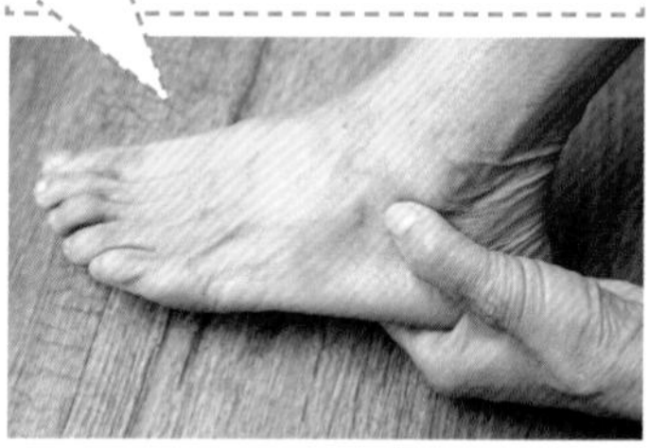

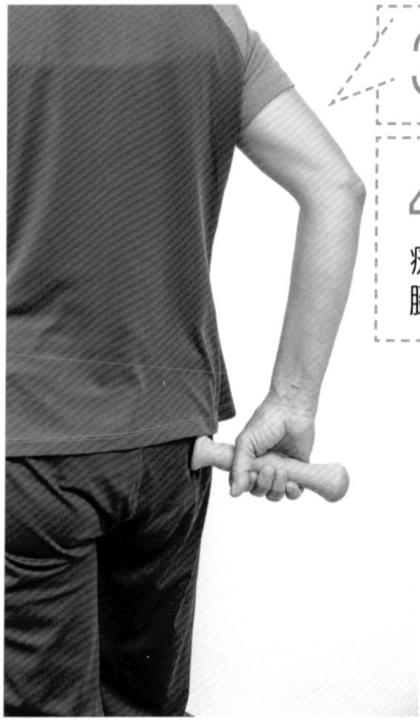

3 用「搥搥樂」平頭部位敲打髂骨。

4 在外踝骨上方，沿著腓骨後面，用刮痧器按摩肌肉裡的筋腱。

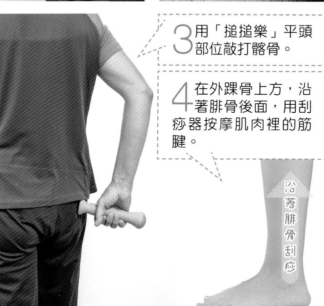

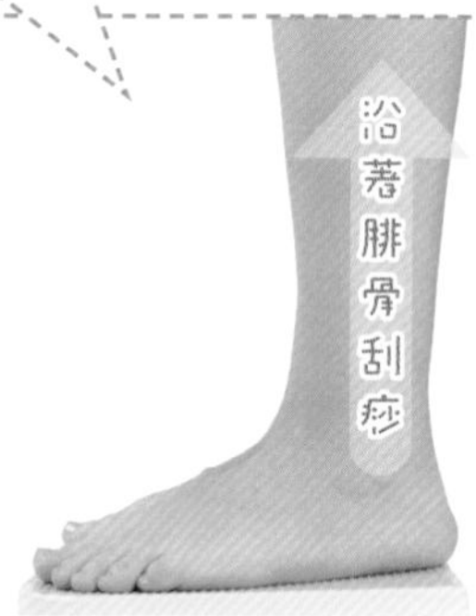

3-15

適用症狀 臀部疼痛、預防骨盆發炎

疼痛部位

髖關節

處理方法

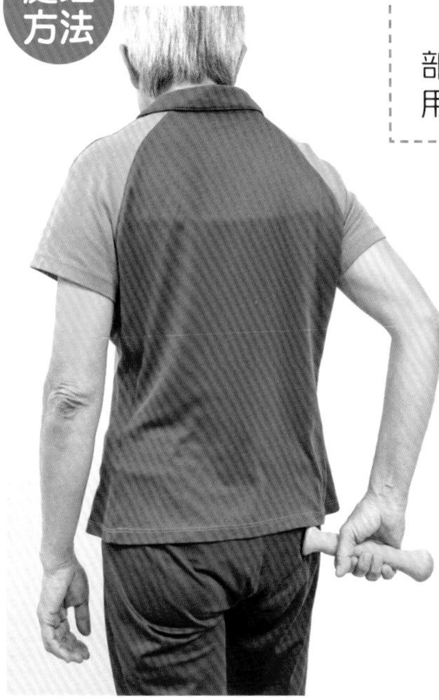

1 用搥搥樂捶打臀部。先用平頭端捶打淺層部位，逐漸加重力道；後用圓頭端捶打深層部位。

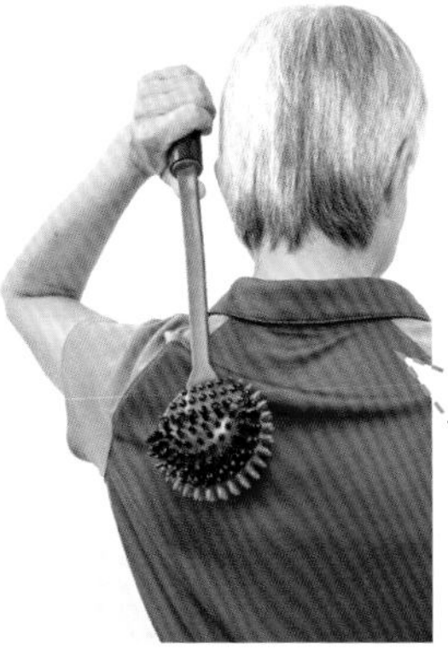

2 用「敲敲樂」敲打對應位置肩關節。

骨盆裡有小腸、子宮／攝護腺、卵巢、膀胱等器官，又是女性孕育胎兒的重要部位，偏偏很多女性的體質比較虛弱、寒涼，所以女性骨盆發炎、疼痛的人比比皆是。很多媽媽、阿嬤的外踝關節部位鼓腫得像個麵包似的，這樣的人幾乎都有髖關節疼痛。舉步維艱的問題。

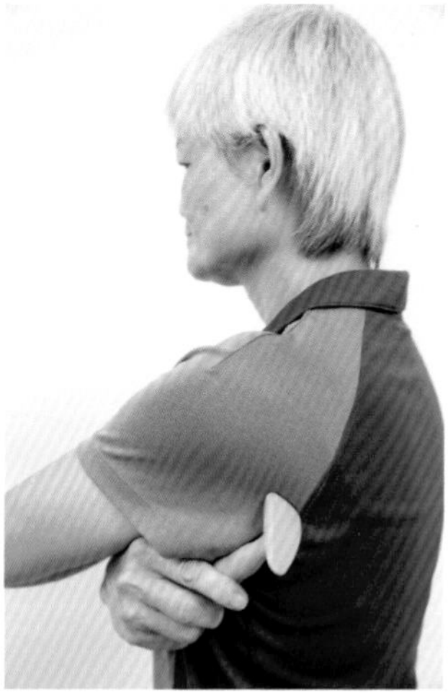

3 在腋下及背後緊鄰肩胛骨肌肉柔軟的部位刮痧。

簡老師叮嚀

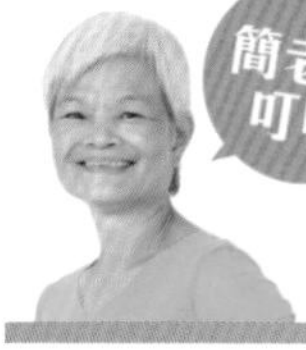

敲打臀部，可以促進氣血循環，間接收到消炎止痛的效果，只要持續地做，就會有效果。髖關節運動對消除臀部疼痛有相當好的效果，可以同時強化下半身，使你身手更矯健。

你來我往

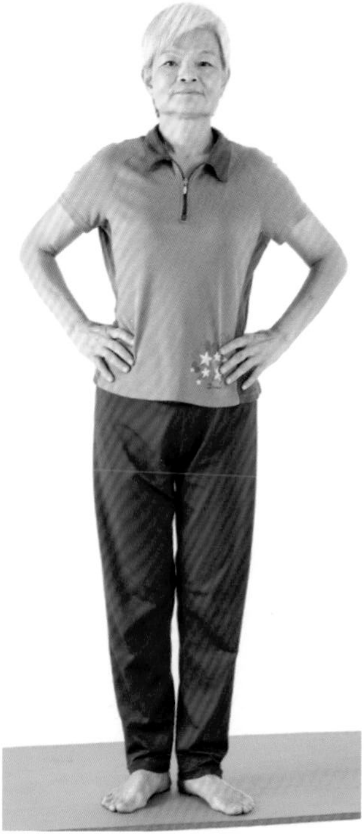

4 鬆筋運動：你來我往（請參考 142 頁）、左右擺臀（放鬆平躺，腰部及髂骨部位貼在床面，大腿稍稍抬高，腳跟離地約十公分，雙腳在同一水平面上向左、向右擺動）。

左右擺臀

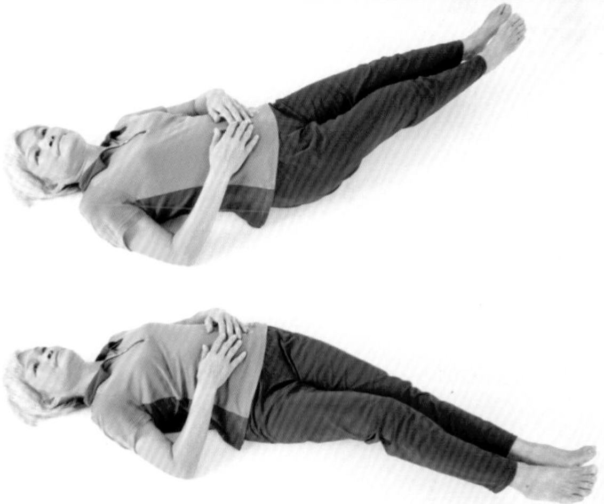

3-16

適用症狀 尾骨疼痛、睡眠中斷、淺眠多夢

疼痛部位

尾骨

摔跤、運動傷害、車禍等意外災害都可能留下尾骨疼痛的後遺症。尾骨疼痛會讓人坐立難安，但很少人知道尾骨疼痛會嚴重影響睡眠。許多睡眠障礙是可以透過消除尾骨的疼痛而獲得改善的。

處理方法

1 用「刮刮樂」按摩腳跟骨的外側、後面、內側。

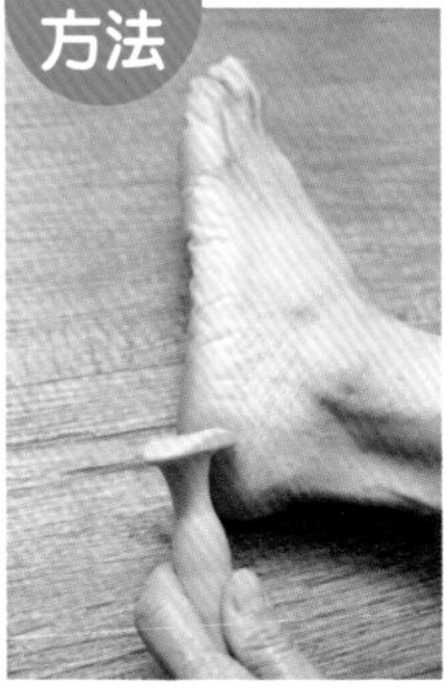

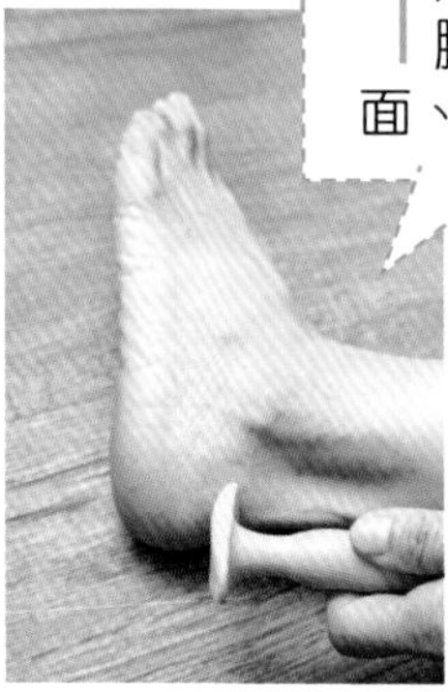

2 用「敲敲樂」稍用力地敲打腳跟骨。

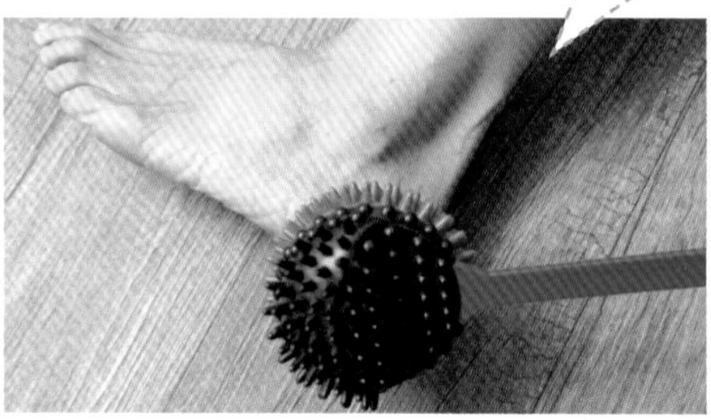

3 用腳跟骨斟酌力道地敲打牆壁或地板。

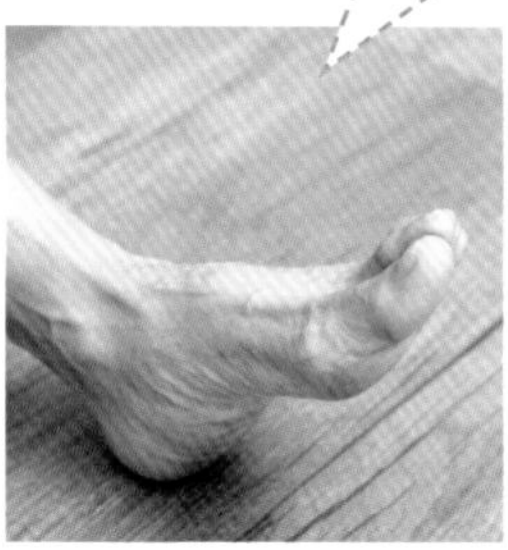

簡老師叮嚀

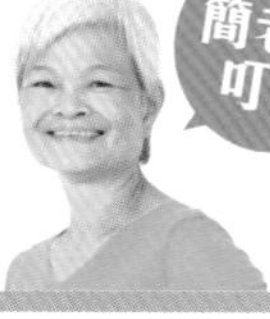

睡覺時會突然無緣無故地清醒過來，並且很難再入睡，按摩腳跟骨的外側很快就獲得改善（一定要用工具按摩才會有效果，刮刮樂是最好用的「利器」）。

睡眠品質差，多夢，睡得不深沈，隔天醒來頭腦昏沈，精神不濟，按摩整個腳跟骨和腳拇趾腹的「腦部反射區」，效果非常好。

3-17

疼痛部位

額骨、眉骨、鼻骨、顴骨及顳頷關節

臉部骨頭疼痛多半是因為外傷，或是長期壓力過大導致該部位氣血循環不良而引起。一旦氣血暢通了，疼痛就不藥而癒。

適用症狀 臉部骨頭疼痛

處理方法

1 用「刮刮樂」直接在疼痛部位按摩。

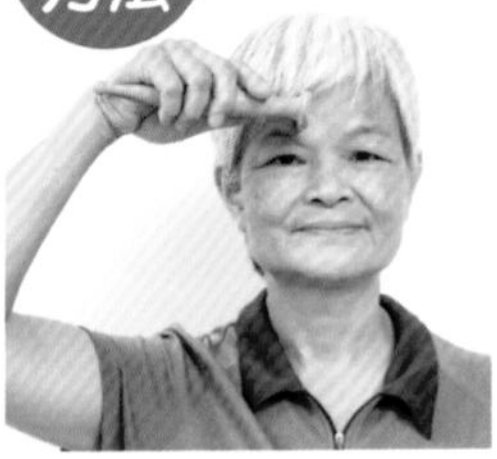
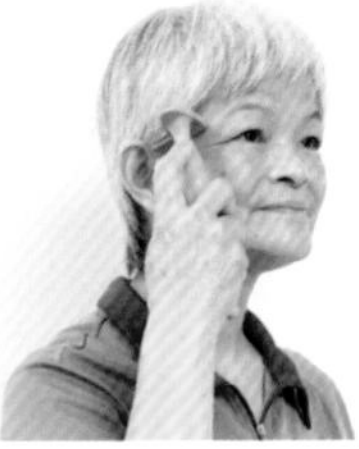

2 按摩腳拇趾趾間關節兩側突出的骨頭（左右交叉對應。徒手按摩或用工具施力按摩皆可，務必滴水不漏地按摩）。

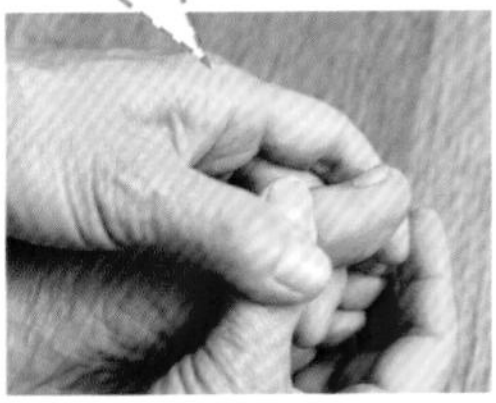
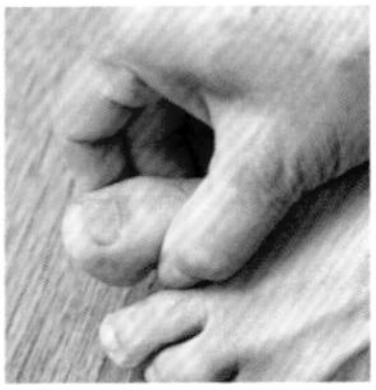

3 按摩手拇指指間關節兩側（效果不如按摩腳拇趾趾間關節來得好）。

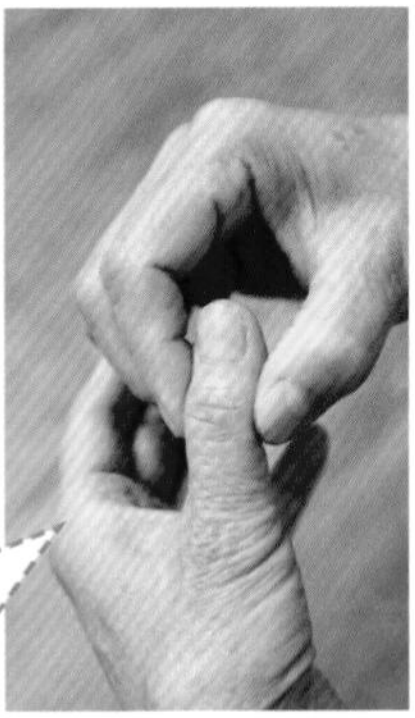

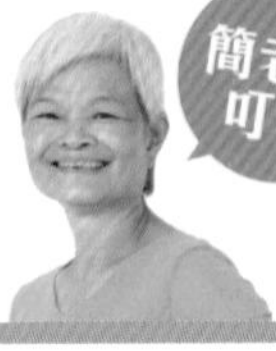

簡老師叮嚀

顳頷關節疼痛也與耳鼻喉問題相關，由於這些部位都互相有關連，往往一個部位有問題，就會連帶影響到其他部位。好好地活化這個區域，才不會因為長期內部發炎等毛病，造成這個部位循環不良，而引發更為嚴重的問題。

3-18

疼痛部位

牙齒、牙齦

牙齒或牙齦發炎，拔牙後的復原過程都很折騰人。想要縮短不適的過程，緩解、消除疼痛，從對應部位著手處理，效果佳而快速，可以少吃很多止痛藥和消炎藥。

適用症狀 牙痛、牙齦浮腫、牙齦發炎、拔牙後消炎止痛

處理方法

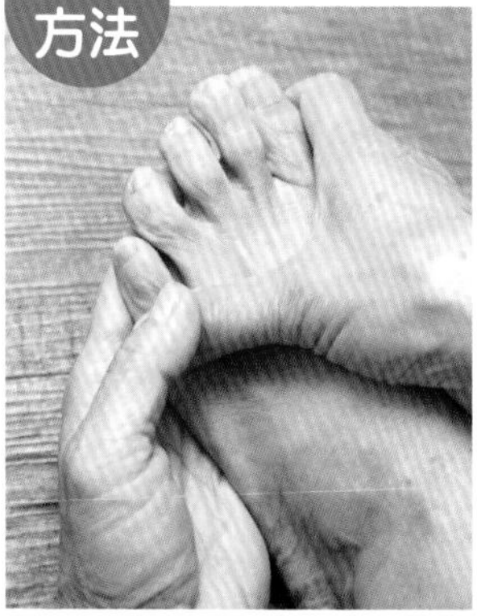

1 用拇指腹按摩腳趾背（左右交叉對應）。

簡老師叮嚀

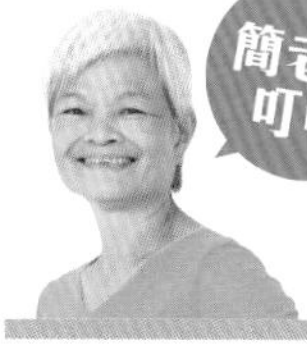

牙痛不是病，痛起來真要命。過來人都知道這話不誇張，但一般指的是牙痛的程度。牙醫師會告訴你，若忽視牙痛而不及時治療的話，真的有可能因此丟了性命。

有人到了耄耋之年，牙齒仍然非常健康，吃喝暢快；有人年紀輕輕的就一口爛牙，年不過半百，沒剩下幾顆真牙。牙齒健不健康，和天生體質有關，和後天的保養關係更大。

牙痛時需要就醫，平時多按摩對應部位，可以提高牙齒和牙齦的健康，少花錢少受罪，多划算！

吃喝酸冷的食物或不堪用冷水刷牙漱口的人，多按摩牙齒的對應部位，很快就再也不怕酸冷飲食了。

3-19 鎖骨、肋骨、胸骨

疼痛部位

這個部位的疼痛，多半是因為車禍或外力撞擊造成的，也有一些人是因為長期姿勢不良，或情緒壓抑造成的氣滯血瘀而累積出來的。

適用症狀

因外力傷害，或長時間姿勢不良造成的氣鬱胸悶、胸部疼痛

處理方法

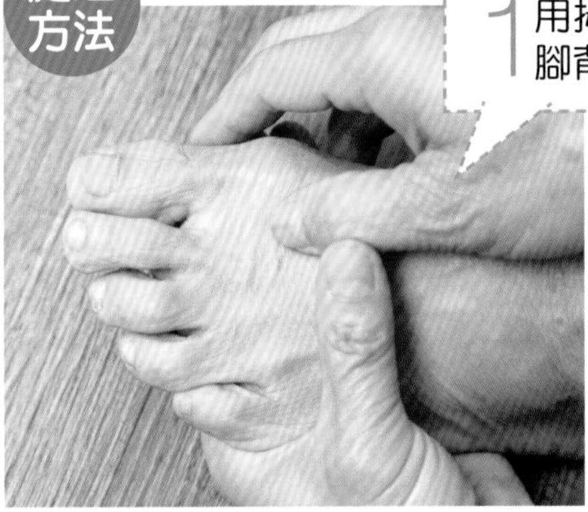

1 用拇指腹按摩腳背骨頭。

簡老師叮嚀

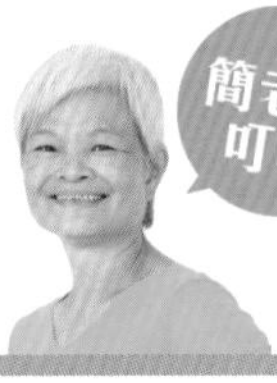

車禍等意外傷害的後遺症，有些是明顯的，有些是隱藏不易察覺的。曾經有過意外傷害又有胸悶、骨頭疼痛症狀者，建議一定要仔細地按摩腳背的每一個部位。情緒壓抑者，除了多按摩腳背外，要常常做「向上伸展」的動作，可以使經過胸腔、腹腔的經絡更加暢順，有助於消除氣鬱胸悶的症狀。

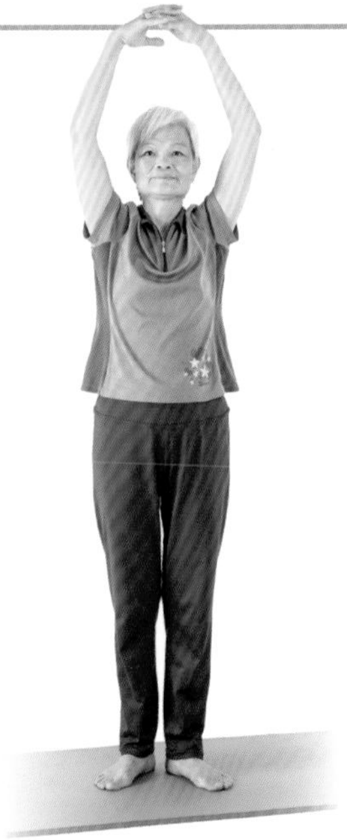

3-20

適用症狀 腹股溝裡的筋脈緊，屈伸下肢時疼痛

疼痛部位

鼠蹊部（腹股溝）裡的筋脈

跑步時，踩腳踏車時，感覺鼠蹊部位像被卡住了般不舒服；蹲下、起身時，坐在馬桶上時，總覺得腹股溝部位怪怪的。這些現象都在提醒我們：鼠蹊部筋腱有些問題了。

處理方法

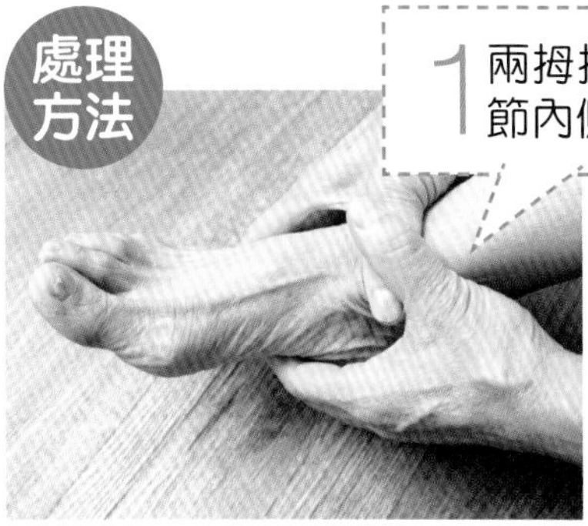

1 兩拇指上下交疊按摩踝關節內側裡的筋腱。

2 四指併攏，用指腹按揉鎖骨下肩關節裡的筋腱（效果不如按摩踝關節內側裡的筋腱）。

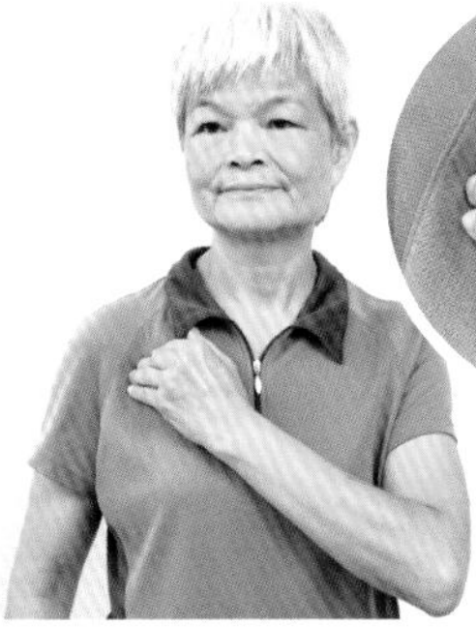

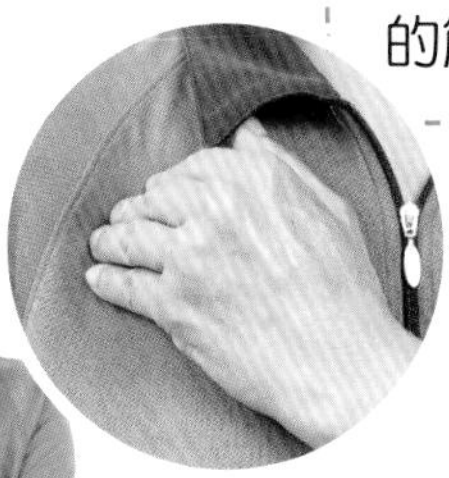

將筋腱先推到骨頭上較好按。

簡老師叮嚀

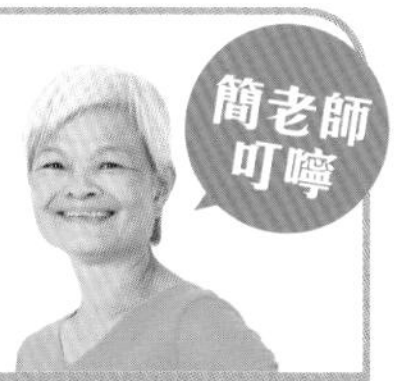

身體有幾個地方的淋巴特別多，頸部、腋下和鼠蹊部都是。

鼠蹊部位會覺得不舒服，可能是因為該部位的筋腱比較拘緊，也可能是該部位的淋巴太疲累了，影響附近筋腱的健康，失去彈性。體質虛弱的女性的免疫力偏低，尤其常見這種症狀。所以，除了透過按摩使筋腱恢復彈性之外，適度的休息也是必要的。

3-21

痠痛部位

上臂

適用症狀

風溼性肱骨痠痛（天氣變涼或溼度高時，感覺痠痛在肱骨裡流竄）、**手臂痠痛、手臂抬舉無力**

處理方法

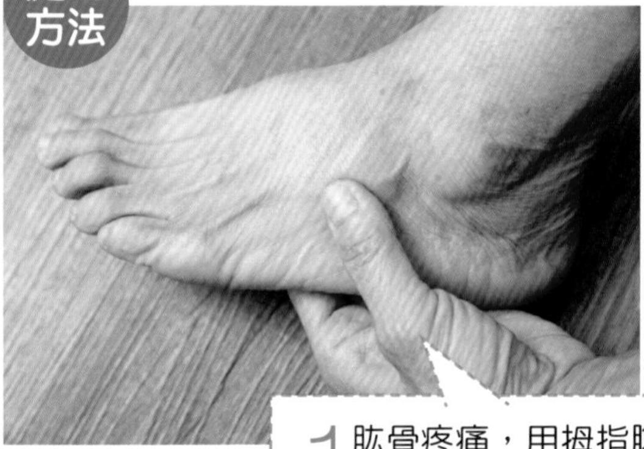

1 肱骨疼痛，用拇指腹按摩腳掌外側第五蹠骨。

2 肌肉和肌腱疼痛，直接用「敲敲樂」敲打手臂疼痛部位，消除淺層部位的疼痛。

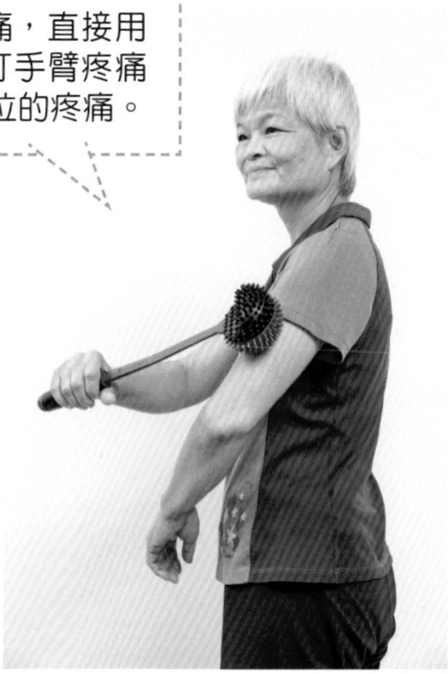

因為局部過勞導致上臂肌肉僵硬，上肢無力抬舉、提重物，只要透過刮痧消除囤積在肌肉裡的廢物就能立即減輕症狀。若是風邪溼氣滯留在肱骨裡，在第五蹠骨上稍用力按摩，持之以恆，一段時間後就見效。

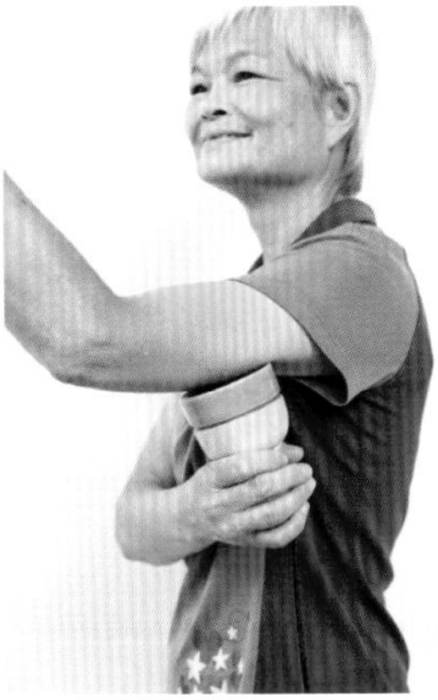

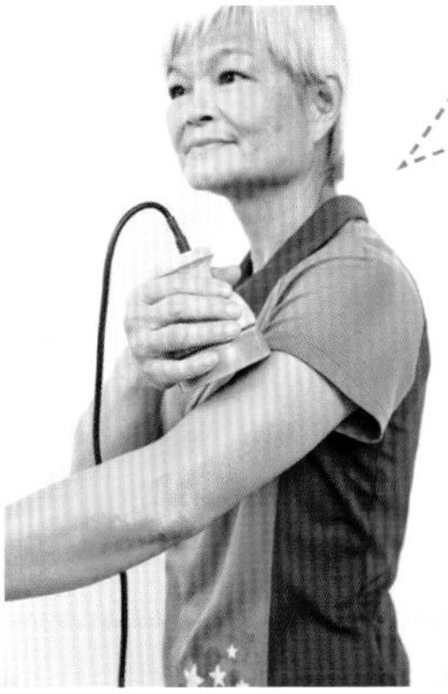

3 肌肉和筋腱疼痛，直接用刮痧器在手臂上刮痧，消除淺層、稍深層部位的疼痛。

4 肌肉和筋腱疼痛，用「刮刮樂」刮疼痛部位，能一次消除淺層到深層部位的疼痛。

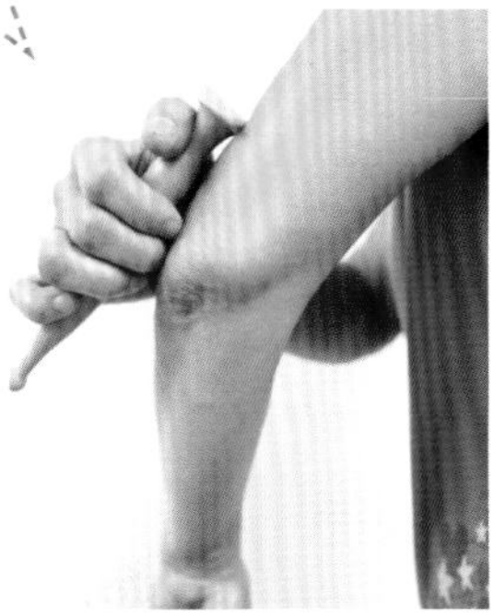

5 使用上述工具，處理大腿上的對應部位。

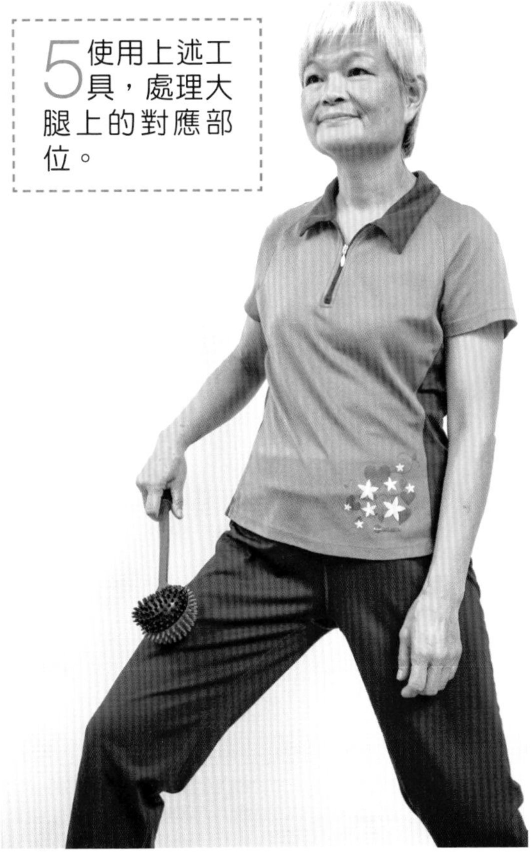

簡老師叮嚀

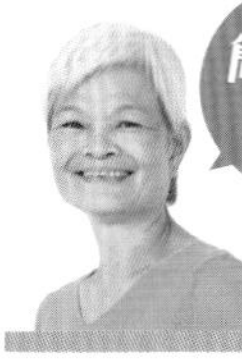

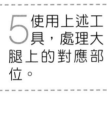

上臂肌肉若嚴重纖維化而僵硬疼痛，若血管、神經因而受壓、受阻，有可能導致手指麻刺感。反之，若出現手指麻刺感者，有可能是上臂肌肉僵硬壓迫血管、神經所致，但也有可能是心臟收縮無力，供應四肢末稍的血液不足所致，請務必留意。

3-22

適用症狀 肘關節疼痛、網球肘

疼痛部位

肘關節

肘關節和膝關節上下對應，很多人有膝關節病變的問題，但很少人會感覺肘關節有什麼不舒服。建議膝關節不舒服的人，不妨按揉你的肘關節和它的上下部位的筋腱，會有出乎你意料之外的發現。

處理方法

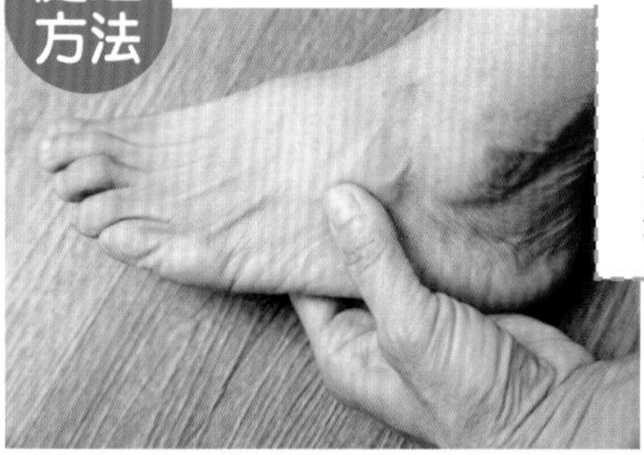

1 用拇指腹按揉腳外側的蹠骨楔骨關節（在突出的骨頭及骨頭的四周滴水不漏地按摩）。

2 用拇指腹按摩膝蓋骨四周凹陷部位裡的筋腱（肘關節疼痛點在小指頭這一側——尺骨側，就按摩膝蓋骨外側，就是靠第五腳趾這一側——腓骨側；反之，疼痛部位在橈骨側，就按摩脛骨側的膝蓋骨。這是按摩手法和尋找按摩部位都較高難度的處理方法，但效果非常好，值得多試一試）。

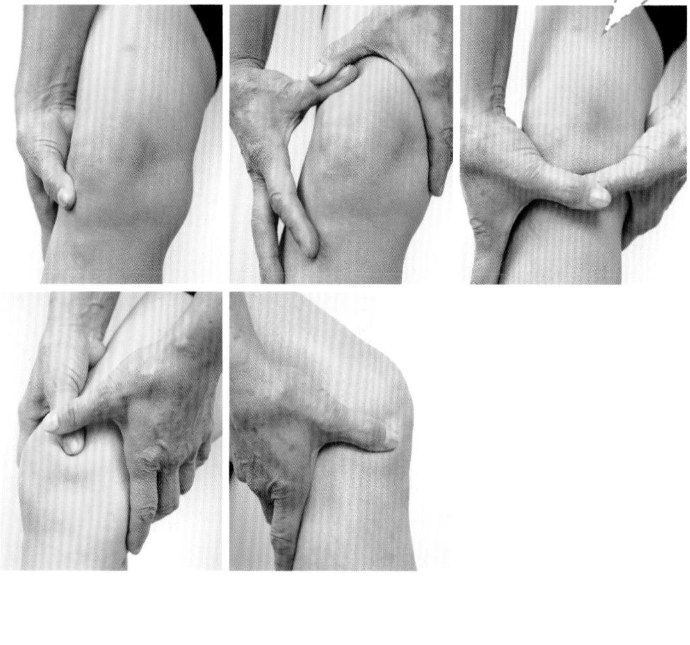

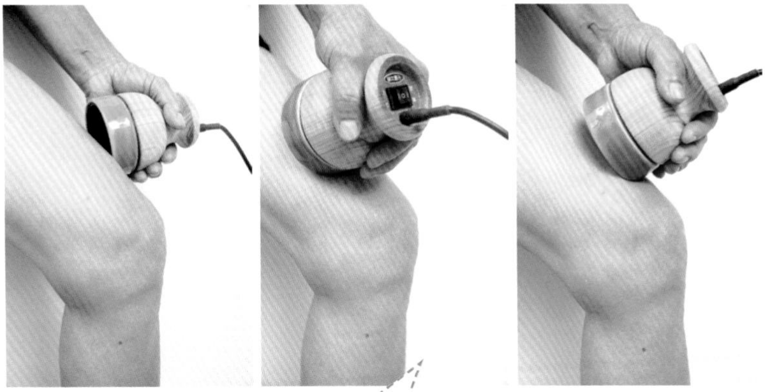

3 用刮痧器在疼痛部位的上游部位按摩，或在膝蓋骨的對應部位上游部位按摩（這是因為這裡的疼痛往往和筋腱僵硬緊繃有關連，所以要同時處理筋腱）。

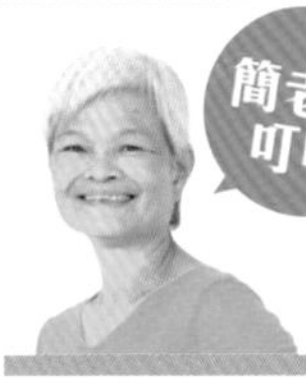

簡老師叮嚀

曾經肘關節脫臼而以為痊癒了的人，也多按揉膝關節和肘關節及其的組織吧！有一位年輕人曾經打籃球時手肘脫臼，五年後接受按摩，我告訴他肘關節舊傷未癒，他一副不屑的表情睥睨著我。後來他承認我是對的。因外力撞擊而骨頭受傷者，後來患部不痠不痛，未必就是痊癒了，很多隱藏的後遺症會在年紀大了時才顯現出來。預防勝於治療，趁著氣血旺盛，復原能力高時徹底消除意外的後遺症才是明智之舉。

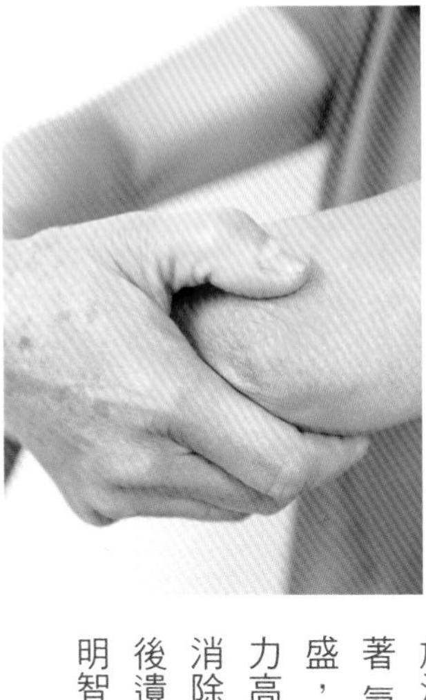

3-23

疼痛部位

前臂

前臂和小腿上下對應，若在小腿上與前臂對應的部位上施力按壓，也會有明顯的疼痛感。所以，透過按摩消除小腿上的疼痛，前臂的疼痛也減輕了。對應處理法用在任何部位都可以享受「一石二鳥」的回饋，不亦快哉！

適用症狀 電腦手、媽媽手

處理方法

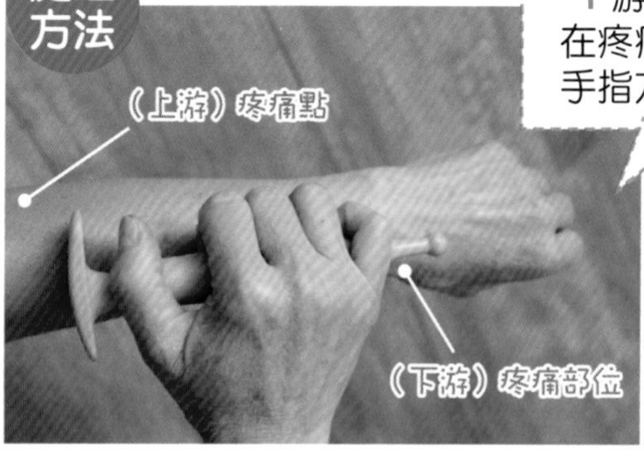

1 在疼痛部位上游找疼痛點，在疼痛點上方，往手指方向按摩。

2 在小腿上找對應位置，在對應位置上按摩、刮痧或敲打。

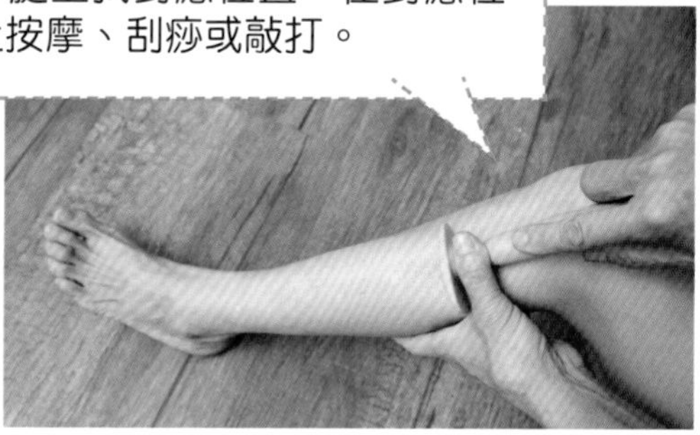

簡老師叮嚀

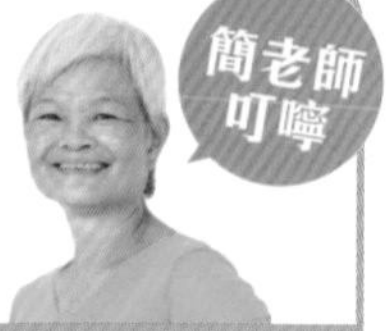

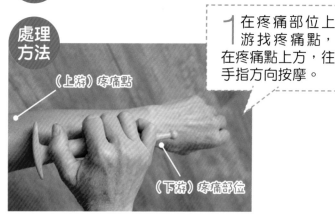

前臂骨折時，只能在小腿的對應部位上處理，不可在骨折部位上施力。此外，為了促進骨折部位的氣血循環，提供足夠的養分和氧氣修復患部，可以適度地由上臂往下按摩，可以加速復原。或可以在小腿上由上往下按摩。

3-24

適用症狀 手腕關節受傷、疼痛

疼痛部位

手腕關節

跌倒時用雙手支撐地面是本能的反應，手腕因過度承受重力可能造成難以痊癒的後遺症。當腳踝扭傷時也會連累到手腕關節的筋腱受傷。另外，不少人因為「腕隧道症候群」而動手術，手腕關節的症狀還真不少。平時常活動手腕關節和踝關節，預防勝於治療，還能免受病痛折騰。

處理方法

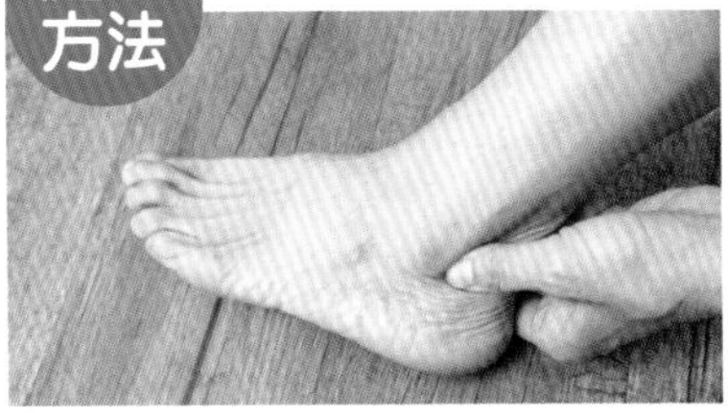

1 用拇指腹按揉腳踝關節裡的筋腱（見「簡老師叮嚀1」）。

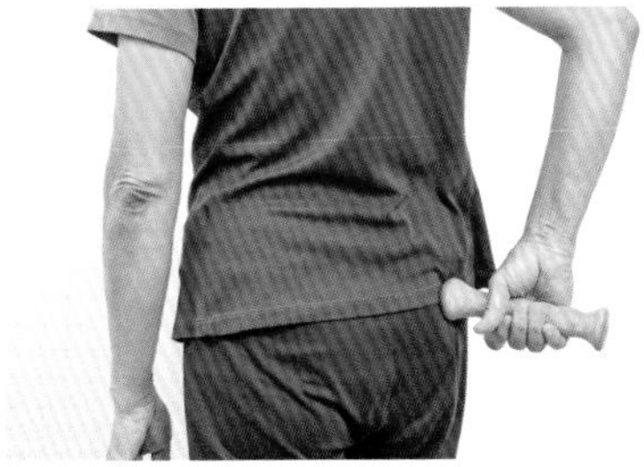

2 用「搥搥樂」敲打臀部的髖關節深處（見「簡老師叮嚀2」）。

簡老師叮嚀

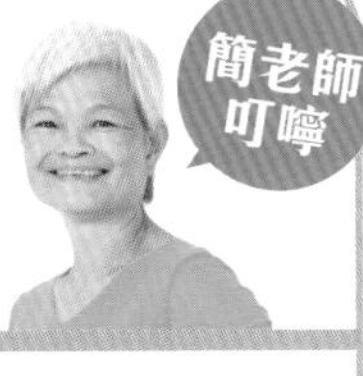

❶ 手腕關節後左右各有一個突出的骨頭，小指後方的是「尺骨莖突」，比較突出；拇指後方的是「橈骨莖突」，比較平坦些。尺骨莖突對應外踝關節上方突起的骨頭，橈骨莖突對應內踝關節上方突起的骨頭。手腕關節受傷疼痛時，通常是因為關節裡的筋腱拉傷、發炎，所以處理部位是在筋腱。

❷ 手腕關節和腳踝關節上下對應，而踝關節又和髖關節對應，一處受傷，可在另兩處施力處理。

3-25

疼痛部位

手背（掌骨、筋脈）

手掌和腳掌的對應包含：十根掌骨對應十根蹠骨，十根手指頭對應十根腳趾頭，其他如筋腱、肌肉都同部位相對應。手背痛，就按摩腳背；腳背痛，則按摩手背，效果好。

適用症狀　手背疼痛、骨折

處理方法

1 用拇指腹按摩腳背上的骨頭和筋脈。

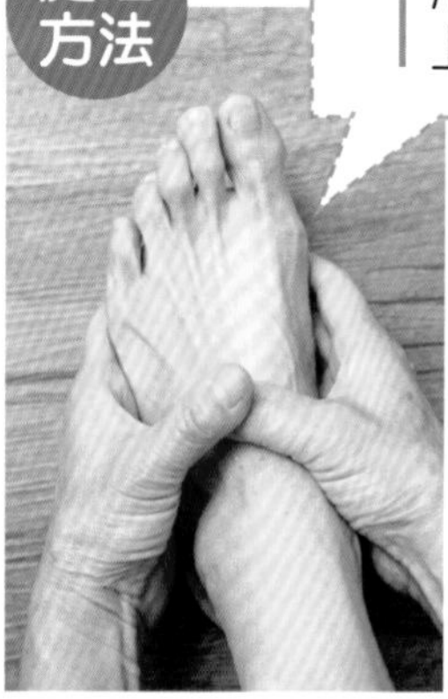

2 由疼痛點上方往手指方向按摩。

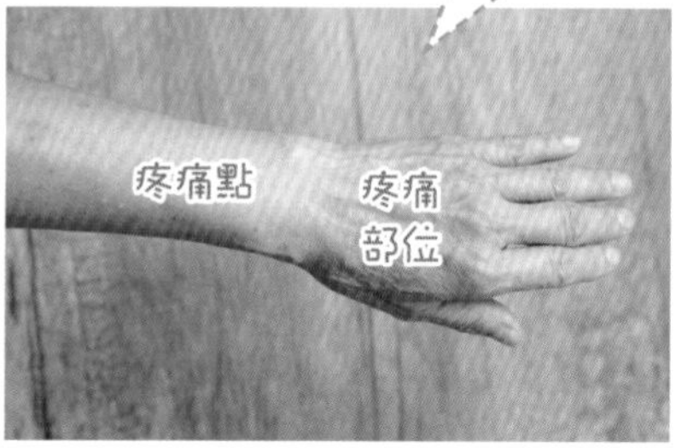

簡老師叮嚀

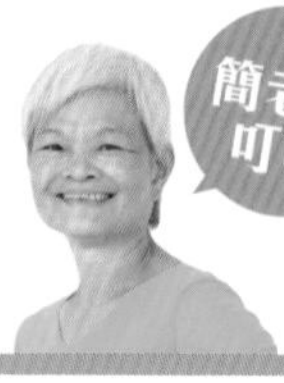

◆ 凡是遇到骨折或外傷等狀況時，都只可在對應部位處理，不可在受傷部位上處理。

◆ 傷在筋腱時，通常受傷部位的上游筋腱也會出現發炎、緊繃情形，所以上游的筋腱要一併處理。

◆ 從足部按摩系統來說，腳背又是胸腹淺層組織的反射區，所以，不論是肋骨、胸骨疼痛或氣滯造成的胸悶不適，按摩腳背都有相當好的效果。

3-26

疼痛部位

第一掌骨上的關節

電腦族因為工作關係和長時間待在冷氣房裡，很多人拇指上方的「掌指關節」和第一、二掌骨間的關節出現痠痛或無力的症狀。按揉疼痛處的上游部位、手腕關節裡的筋腱，甚至繼續往上游部位按摩、刮痧，消除所有的痠痛點，手掌上的關節問題就改善了。

適用症狀 手背疼痛、骨折

處理方法

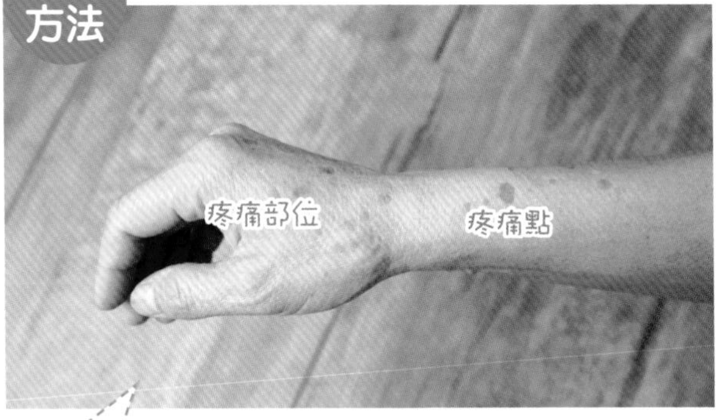

1 在第一掌骨的上游部位尋疼痛點，在該疼痛部位徒手按摩或用刮痧器按摩。

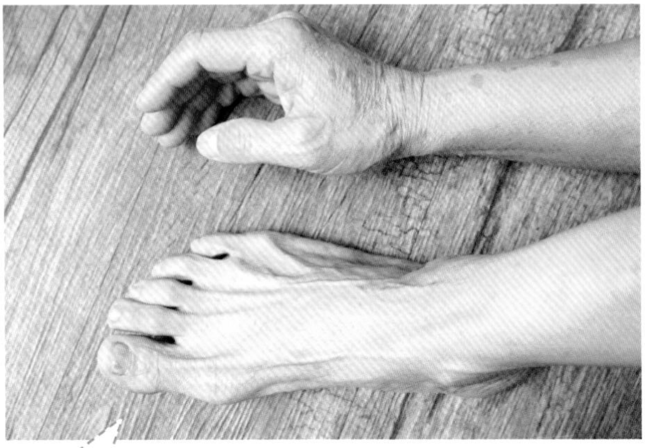

2 腳趾和手指互相對應，手掌、手指上的疼痛問題，可以從腳掌、腳趾的對應部位著手處理。

3-27

疼痛部位

手指頭（骨頭、關節、筋腱）

適用症狀　指頭疼痛、扳機指

處理方法

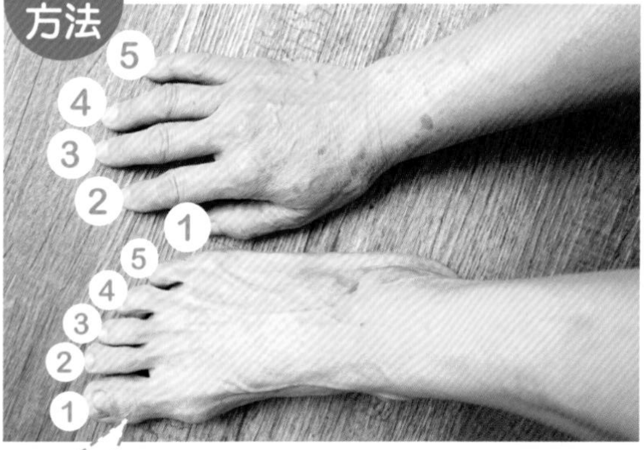

1 用拇指腹在腳趾頭的對應部位上按摩。

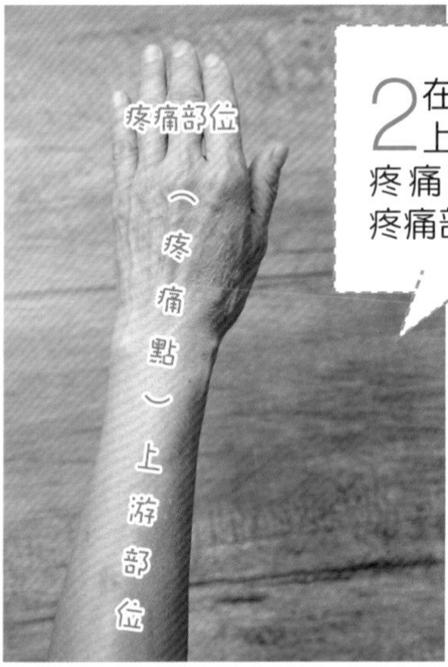

2 在疼痛部位的上游部位尋找疼痛點，按摩該疼痛部位。

十根指頭和十根腳趾頭上下對應，末節和末節對應，中節和中節對應，基節和基節對應。上病下治，下病上治，效果好得讓人驚奇。扳機指者，還要按摩指頭上游部位的所有阻礙點，打通氣血通路，手指就靈活正常了。

3-28

適用症狀 **大腿疼痛、困重**

疼痛部位 **大腿（骨頭、筋腱）**

處理方法

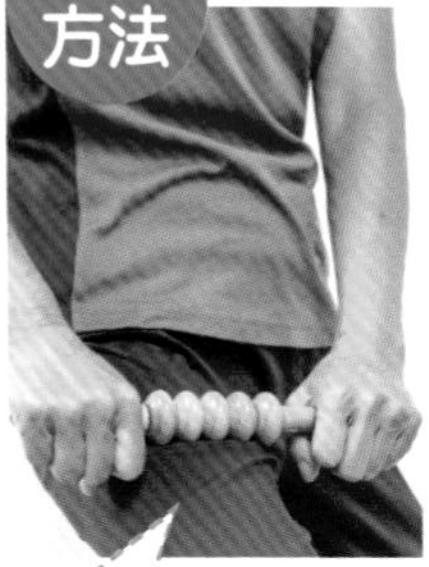

1 用滾棒滾大腿。

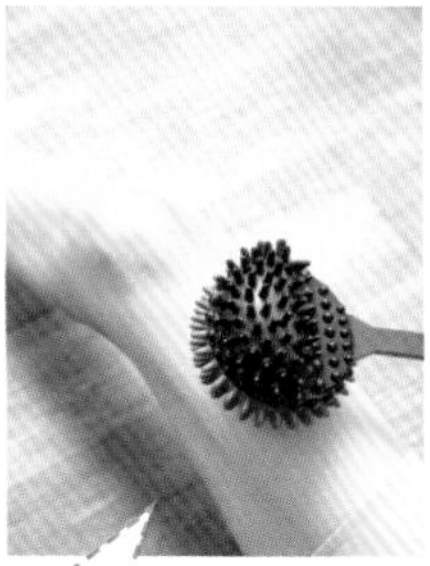

2 用「敲敲樂」敲打大腿

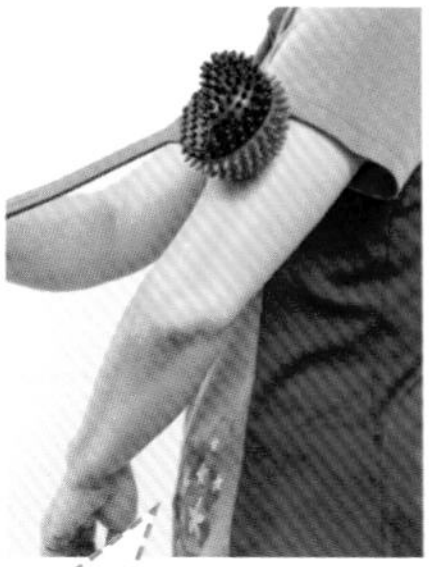

3 用「敲敲樂」敲打上臂。

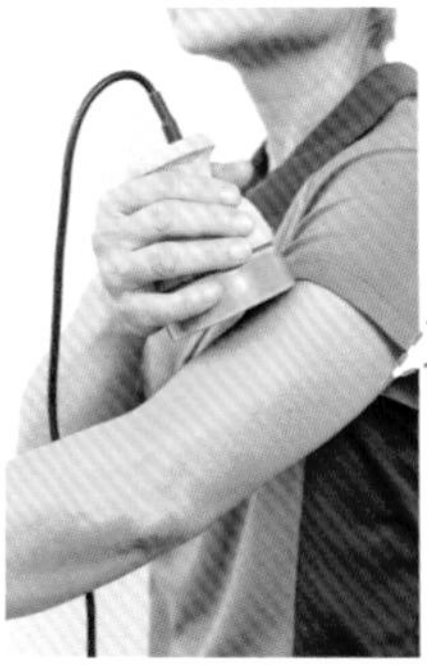

4 用刮痧器在上臂刮痧。

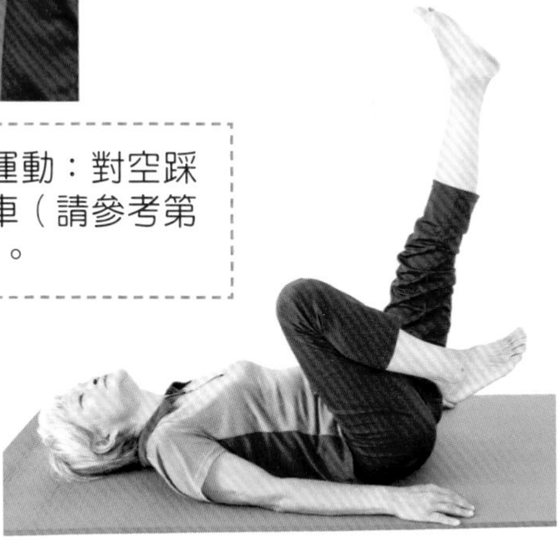

5 鬆筋運動：對空踩腳踏車（請參考第144頁）。

較嚴重的車禍後遺症往往出現在骨頭、筋腱上。股骨骨折、骨裂，經過接合、休養後，以為是康復了，但偶而會突然感覺下肢無力，或在天氣變化時痠痛。若要使受傷的股骨完全復原，就徒手按摩外踝關節下面的骨頭和按摩手臂上的肱骨，並常常用滾棒滾大腿，做對空踩腳踏車運動，舒展筋腱，強化股骨。

3-29

疼痛部位

膝蓋、退化性膝關節炎

若說：膝蓋疼痛、膝關節退化是中老年人的「流行病」實不為過。若不想跟上流行，就常常用滾棒滾大腿，敲打或刮痧上臂，使上臂和大腿的筋腱強健而有彈性；不然，緊繃的筋腱會牽扯膝關節的組織，增加膝關節的負荷而疼痛。

適用症狀 膝蓋疼痛、無力

處理方法

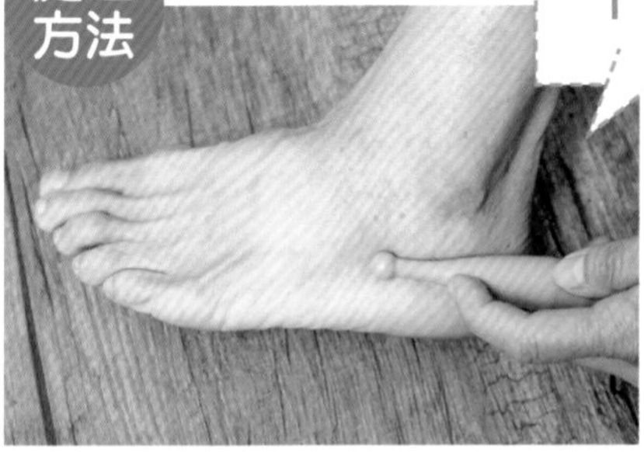

1 按摩腳外側踝骨下的骨頭下緣。

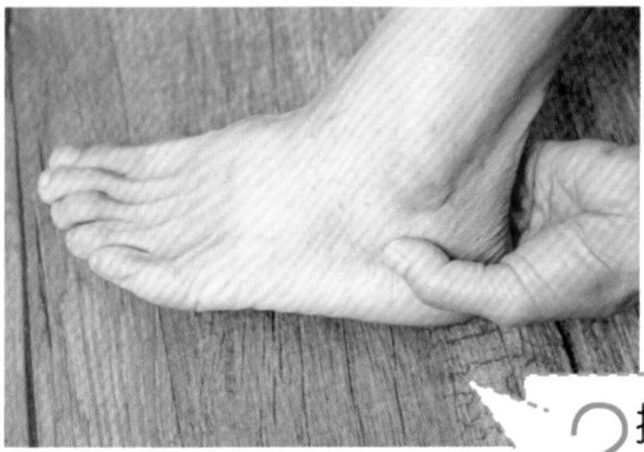

2 按摩外踝骨下骨頭盡處之下的凹槽裡的筋腱。

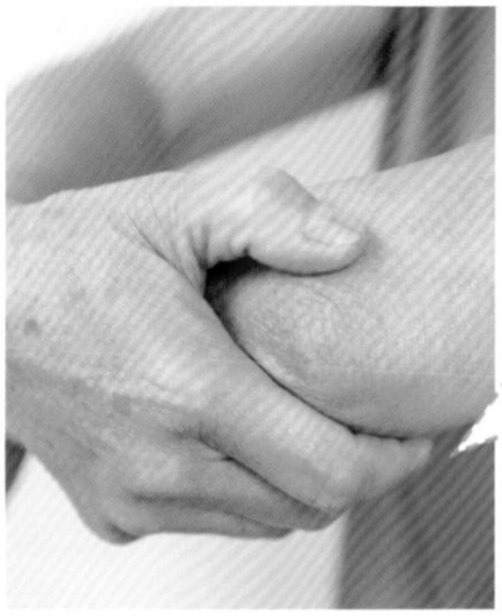

3 用手按摩肘關節尖端骨頭四周的筋腱。

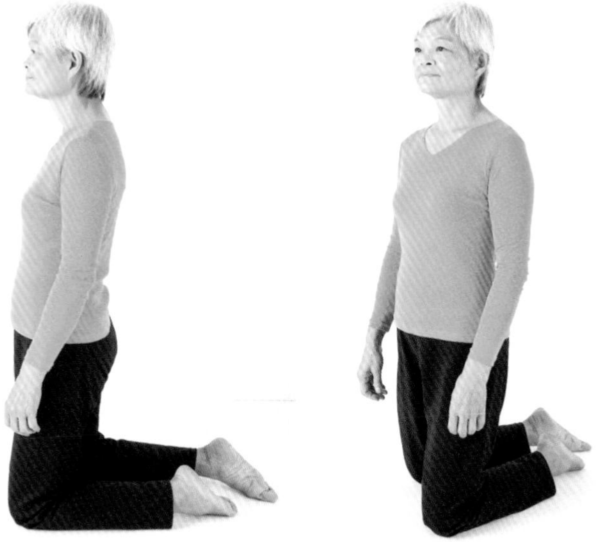

4 運動：直跪（身體成∟型靜態跪著）、跪行（直跪著前進和後退）。

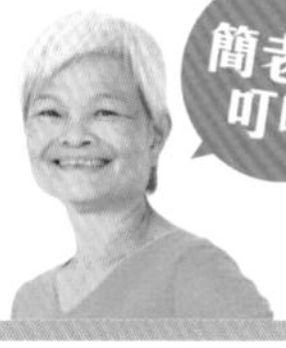

簡老師叮嚀

◆ 膝關節退化，其病灶往往是在大腿裡的筋腱緊繃、僵硬所致。從鬆開大腿裡的筋腱著手，有助於改善這種症狀。

◆ 不少膝關節不好的人以為少走路，不爬樓梯就能減少疼痛、緩解膝關節退化。其實，適度的運動促進氣血循環，才能強健膝關節，防止退化。對空踩腳踏車讓膝關節在沒有重力下得到鍛鍊，還能強健大腿肌肉和臀部、腹部肌肉。每天臨睡前鍛鍊兩三分鐘，就能累積出驚人的效果。

◆ 直跪或跪行在軟硬適度的墊子上，可以鍛鍊膝關節，促進該部位的氣血循環。

適用症狀　脛骨腓骨的痠痛、受傷、骨折

3-30

疼痛部位

脛骨
腓骨

小腿的脛骨、腓骨和手臂的橈骨、尺骨上下互相對應，脛骨受傷，你會感覺脛骨疼痛而不會覺得橈骨疼痛。但當你按壓橈骨上的對應部位時，卻也會感覺疼痛。反之亦然。

處理方法

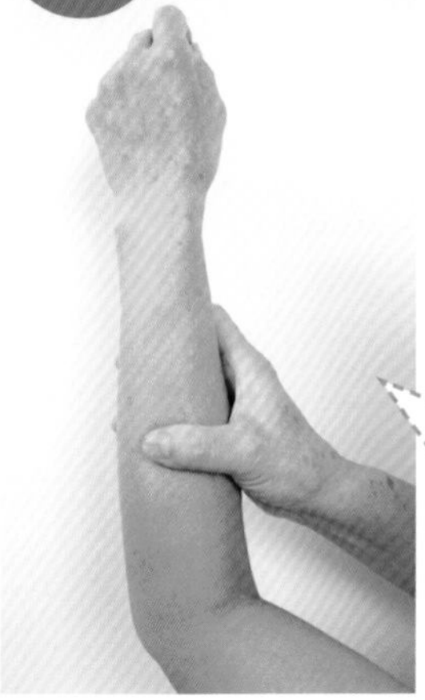

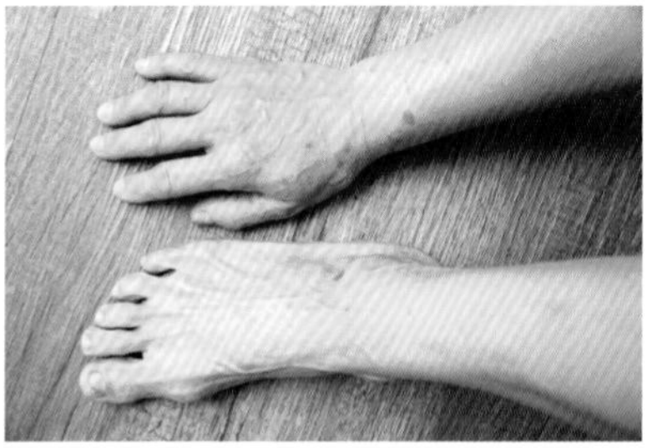

1 在前臂的對應部位上按摩，促進受傷部位氣血循環。

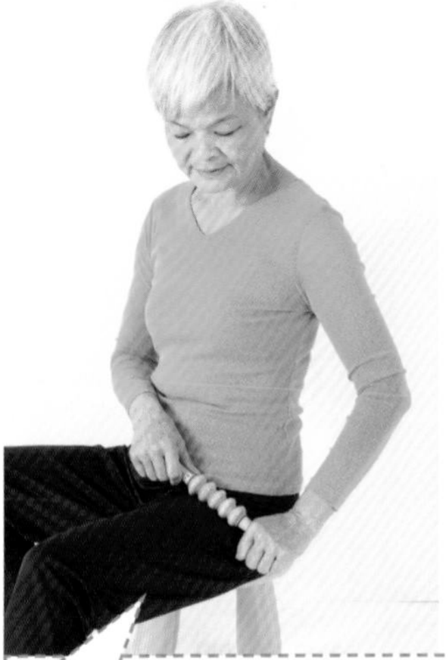

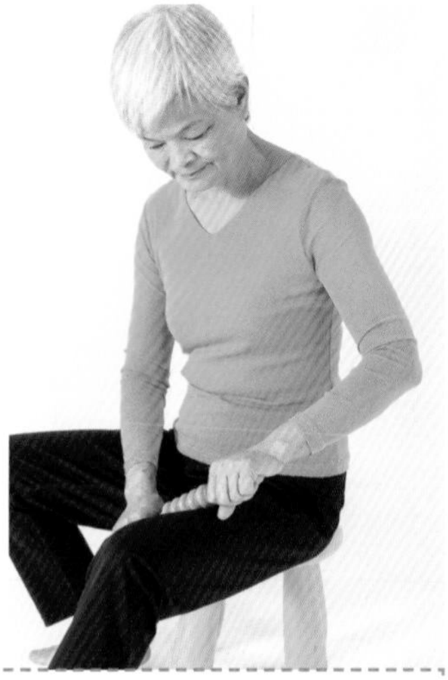

2 用滾棒由上往下滾大腿，使氣血更暢順地滋養小腿。

3-31

疼痛部位：小腿肚

適用症狀 預防運動後「鐵腿」、足底筋膜炎

很多女生很在乎小腿肚的粗細，戲稱粗小腿肚是蘿蔔腿。其實，小腿纖細的人腳力大都比較差，並不值得羨慕。而「蘿蔔腿」有的是天生的，有的是經常「鐵腿」累積出來的。常常「鐵腿」，很可能會引發足底筋膜炎，讓人舉步維艱，有苦難言。

處理方法

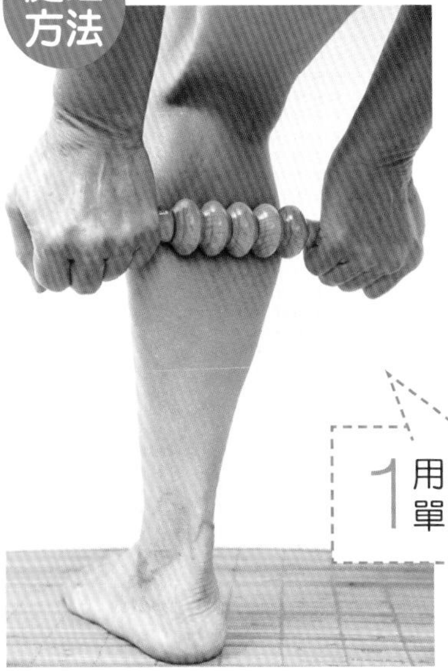

1 用滾棒由上往下單向滾小腿肚。

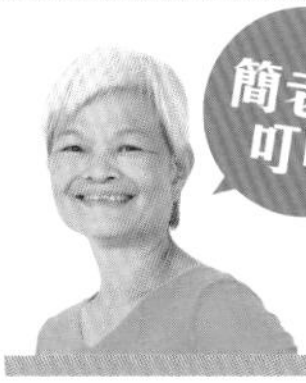

簡老師叮嚀

小腿肚裡的筋脈是整條膀胱經筋中影響相當大的一部分，筋脈有彈性，往上不會拉扯脊椎，往下不會拉扯腳底筋脈。

俗話說：今日事今日畢。我建議「今日的痠痛今日消除」。新陳代謝的廢物囤積在肌肉裡，累積多了，就會阻塞氣血通道，影響層面甚廣。足底筋膜炎就是「鐵腿」而沒有及時處理，累積出來的結果。隨時用滾棒滾滾下肢，用敲敲樂敲打手臂，小腿肚就會強健有勁，即使有天生的蘿蔔腿也能身手矯捷。

3-32

疼痛部位

腳跟 腳底

腳跟、腳底的毛病，就是足底筋膜炎了。藥物治療腳跟、腳底疼痛，是鬆弛肌肉、筋腱，治標而無法治根。症狀在足底，病根卻是在小腿肚裡的筋腱過於緊繃僵硬，所以，只要用滾棒把小腿肚的肌肉和筋腱滾鬆，腳底、腳跟的疼痛就跟著消失了。

適用症狀 足底筋膜炎

處理方法

1 用滾棒由上往下單向滾小腿肚正後方及兩旁的肌肉。

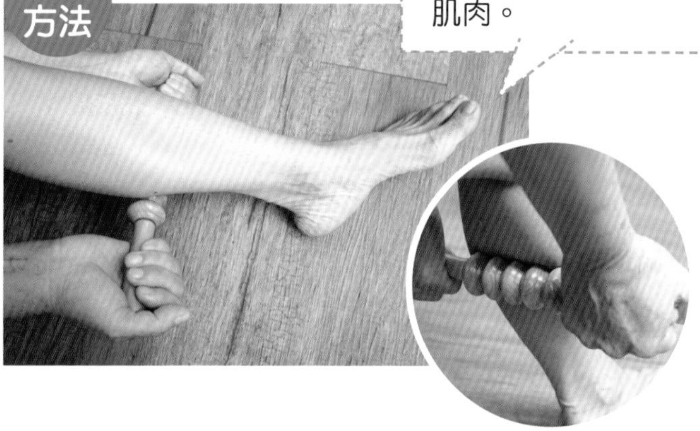

2 用屈伸下肢法來調整：平躺，雙腿向上伸展至極限（下肢和身體垂直），腳跟盡量往上推，使腳背與腳垂直。感覺小腿肚緊繃後，下肢成一直線（膝關節勿彎曲）慢慢下放，再屈膝，重複上述動作。

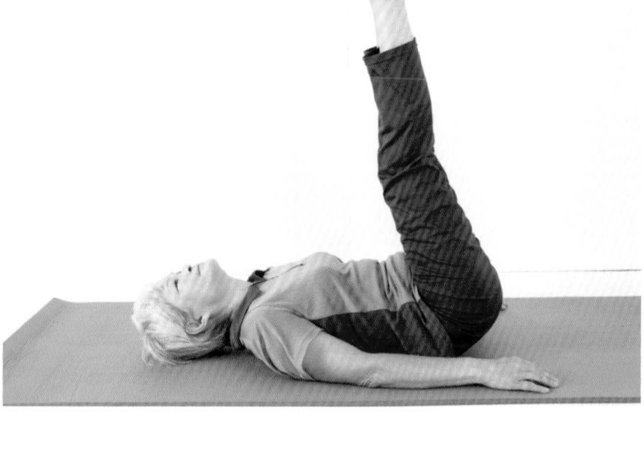

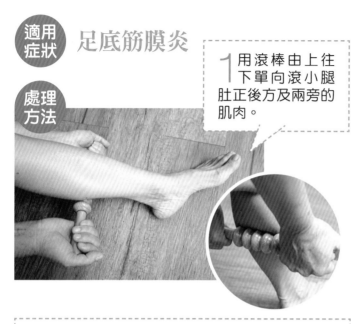

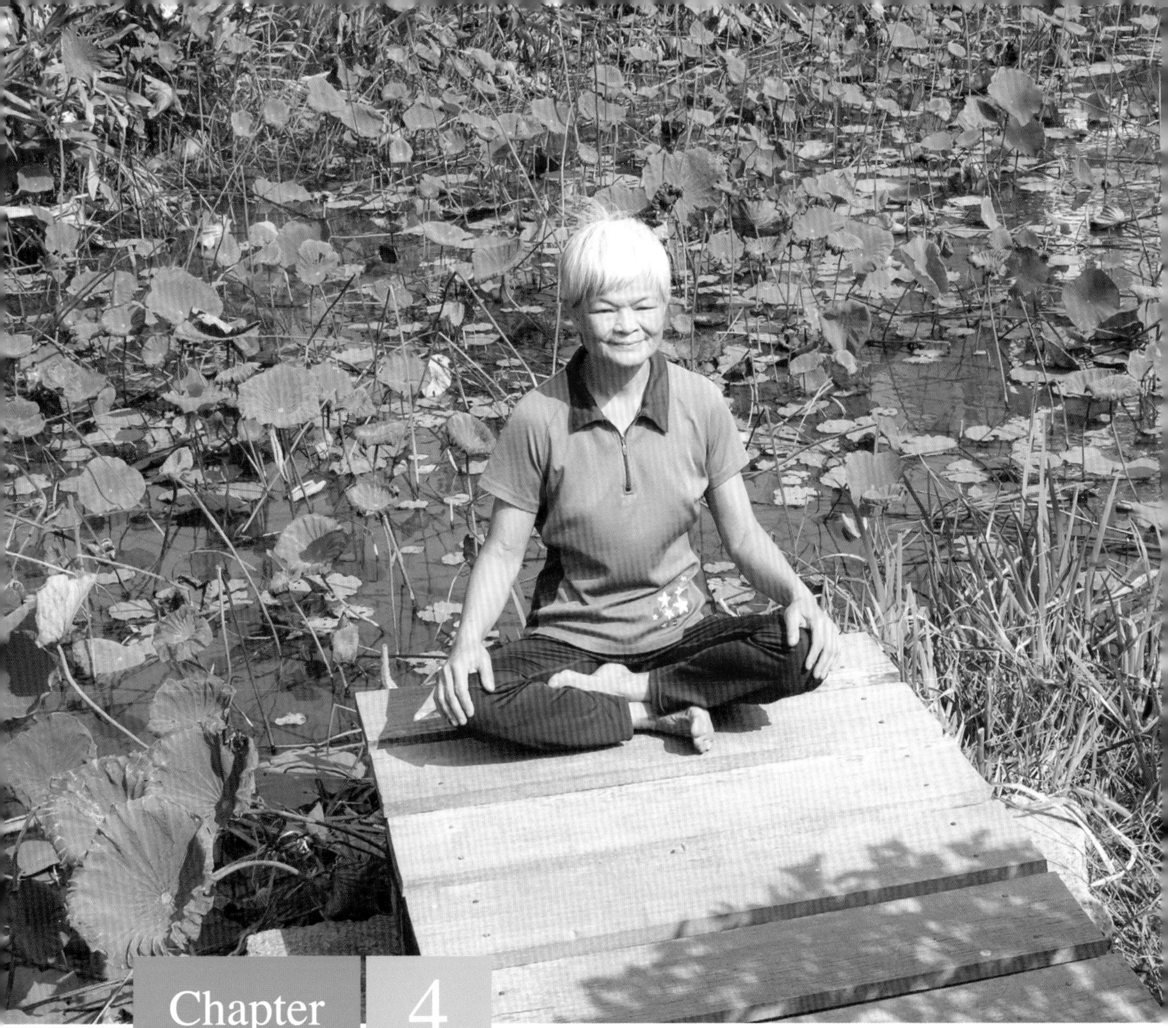

Chapter 4

對應處理法

實戰篇

大病不犯、小病不斷，是忙碌的現代人共同的現象。
儘管醫療水平不斷提升，
許多人仍舊長期被不明原因、無法療癒的小病困擾著。
我們整理了八種大家最常遇到的問題，
用實例講解前因後果，協助脫離疼痛。

4-1 有口難開

有些人天生顳頜關節開闔有障礙，我就是其中之一。但是，我是活了一甲子之後才知道這個事實！

高一時參加口琴社，看指導老師輕鬆地吹奏樂曲，優美的旋律聽得我們如醉如癡。沒想到我把口琴含在嘴裡時，兩片臉頰竟然痛得無法連續吹奏幾個音符。

後來每次看牙醫，醫師總是不斷地對我說：「把嘴巴張開一點！再張開一點！」但是任憑我使盡全身力氣都很難達到醫師的要求。

這些經驗一直沒有讓我意識到我的顳頜關節有什麼問題。五十多歲時，有位牙醫師幫我看牙時問我：「你的嘴巴只能張開這麼大嗎？」那時我才知道我張開嘴時，上下兩列牙齒之間的距離還不到一般人的一半。醫師建議我到大醫院做手術，治療僵硬緊繃的顳頜關節，使它能正常開闔。我當下想，都這樣過了大半輩子了，難不成它哪天會造反讓我吃不成飯嗎？就把醫師的話當耳邊風。

沒想到數年後，年過花甲，有一天竟然無法順利張口吃飯，這時才驚覺當年牙醫師建言的用心。

事情是這樣的：有一天突然我感覺右臉頰有些不舒服，用手指在臉上到處按按揉揉之後，判斷應該是生活忙碌，睡眠不足火氣大造成牙床浮腫罷了，因此不以為意。不料兩三天後竟然痛得厲害，連吃飯都有些困難了，這時才抽空按摩。

沒想到，病情惡化得迅速，不由心驚，擔心病情不單純，於是趕緊找牙醫師朋友幫我仔細檢查。醫師說，我的顳頷關節嚴重僵硬緊繃，若不及時處理，隨著年歲越來越大，有一天可能無法張口吃飯喝水，必須動手術切掉一些骨頭才能恢復進食功能。

他是這方面的專家，他的敘述聽得我一身雞皮疙瘩，腦袋一片空白。最後他又補上一句：「像你這種案例我看多、醫多了！」他建議打麻藥，幫助我將我的上下兩排牙齒撐開些。我一聽就頭皮發麻，於是他給了我一個小物件，要我用它塞在上下兩排牙齒之間，來撐開上下牙齒的距離，直到有三公分以上的距離，才能幫我做進一步的治療。

他又說這個過程相當痛苦而漫長，我當時還不能體會他的意思。回家後遵從醫囑試著做幾秒鐘，我就痛得頭痛欲裂，無法堅持下去。心想：這還了得！幾秒鐘我都撐不住了，我怎麼度過醫師所說的「痛苦而漫長」的過程？

找出有口難開的關鍵問題

「一定有其他的路可走，」我告訴自己：「我一定要找出一個疼痛度低的方法來拯救自己！」於是我花一段時間，不斷地左右轉頭、抬頭俯首、扭轉脖子，同時用手一直仔細地按揉頭頸的每一個部位，希望能找到疼痛點。

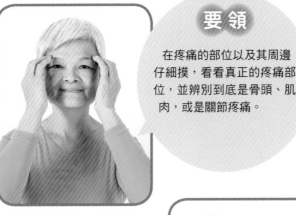

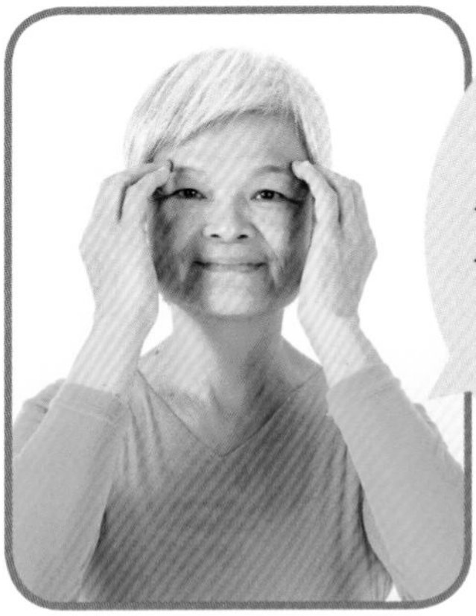

要領

在疼痛的部位以及其周邊仔細摸，看看真正的疼痛部位，並辨別到底是骨頭、肌肉，或是關節疼痛。

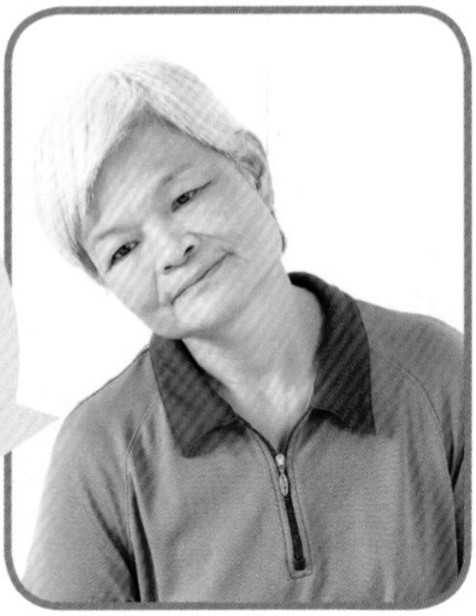

要領

在疼痛部位附近仔細扭轉、伸展，看看到底是哪一條筋出了問題。

皇天不負苦心人！我終於在**右臉頰下方，頭、頸接合的部位**找到一條筋是緊繃的，輕輕地按揉就感覺非常疼痛。

依循「上病下治」的原則，我在右腳拇趾對應部位，也就是**拇趾基節底部的外側**也找到一條筋腱，稍微施力按摩就感覺疼痛，便迫不及待地在腳拇趾上努力按摩，直到疼痛減輕為止。

然後我試著張開口，啊！我

自己都嚇了一大跳，上下兩排牙齒的距離竟然有二點五公分！再努力一番之後，終於增加到三公分！

持續努力兩天後，我去找牙醫師，對著他張開我的「大」口，嚇得他瞠目倒退，急急地問：

「你是怎麼辦到的？」

幾天後，他就幫我做好牙套，讓我戴著它矯正我的牙齒，強健我的顳頜關節。

用對應處理法對症下手

一、腳拇趾有兩節，末節是頭部的對應部位，基節是脖子的對應部位。顳頜關節緊鄰著脖子，所以它的對應部位在腳拇趾末節和基節相鄰的關節上，而導致顳頜關節開闔有問題的筋腱位在脖子上。只要把整個腳拇趾滴水不漏地按摩，就能改善顳頜關節的開闔問題。

二、頭部的疼痛部位和處理部位交叉對應，頸部以下，疼痛部位和處理部位同邊對應。在腳拇趾基節底部的外側徒手稍用力按摩，如果覺得力道不足，就用「刮刮樂」來刮。

三、顳頜關節的對應部位在腳拇趾「趾間關節」上，靠近第二趾那一面。

四、最簡單的處理方法就是將兩個腳拇趾滴水不漏地按摩，消除所有的疼痛點。

4-2 腰痠背痛

有誰不曾腰痠背痛過？屈指可數吧！

腰痠背痛的原因和症狀五花八門，在此列舉幾個典型的例子加以說明。

案例1 長期勞累導致的腰痠

笑口常開的七十多歲阿嬷，雖然經常腰痠，但仍是滿臉笑容，非常樂觀。她說：「如果腰不痠，不知道有多好！」雖然她是一臉笑容地說出她的期望，但我聽在耳裡，卻好不捨。我知道她的腰痠是她長期過度操勞留下的後遺症，不是足部按摩或敲打經絡能解決的。

怎麼知道阿嬷的腰痠是屬於操勞過度的後遺症而不是氣血不通造成的？

若仔細去分辨筋骨痠痛的感覺，其實是有一些不同的。

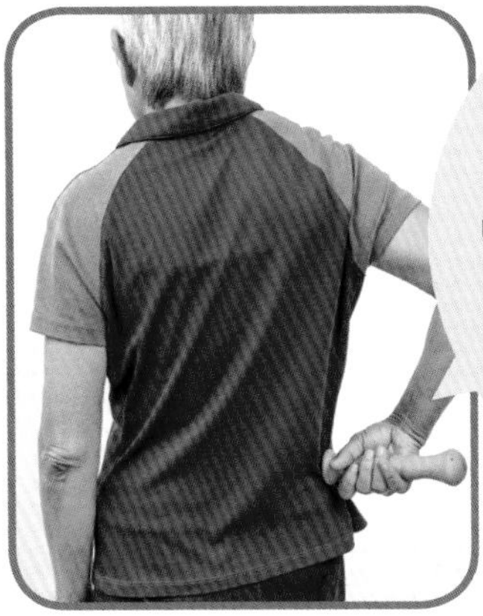

要領

試著辨認腰痠背痛到底是「痠麻」、「疼痛」，還是「痠軟」。

老師說 找出產生腰痠的關鍵問題

被外力撞擊、長期姿勢不良、局部組織過度勞累或寒冷造成的氣滯血瘀，都會使人產生疼痛的感覺。這種因為氣血不暢造成的疼痛或組織發炎，處理的方法就是打通阻礙氣血暢通的致因。致因一旦消除，氣血立即暢通，疼痛馬上消失，這種「手到痛除」，立即見效的結果最「痛快人心」——按摩的過程很痛，效果極其快速。

不過，即使是這種「痛快人心」的個案，也脫離不了「病程長、療程長」的定律。雖然每一次按摩都痛快人心，病程長的個案還是需要持續按摩一陣子才能完全消除病根。

至於阿嬤，她是長期過度勞累、氣血不通卻沒有加以處理，最後導致組織長期得不到足夠的氣血供應而變得虛弱、脆弱。防止惡化的方法是：多休息，少量多次做鬆筋操，強化腰背筋骨和肌肉，增加腰背的負載力。

在不通的過程中，輕微而時間短暫的不通，通常會出現「痠麻」的感覺；氣血不通的情況再嚴重些，會出現「疼痛」的

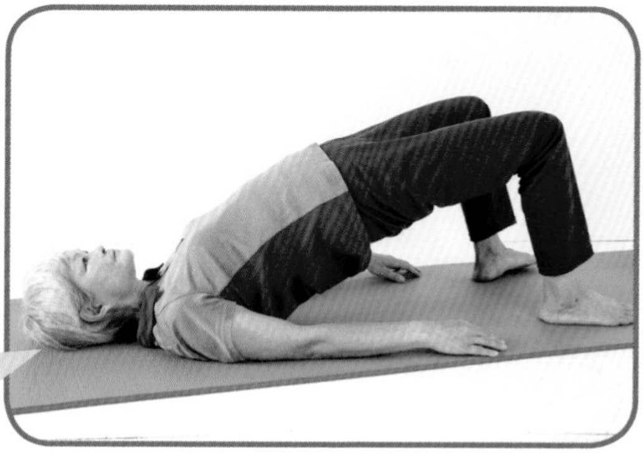

要領

如果是因為虛弱而造成的腰痠，得靠休息、營養與適度的運動來「補」回來。

感覺；如果狀況繼續嚴重下去，原本氣血就虛弱的人更容易出現像阿嬤這種「痠軟」的感覺。

痠麻、疼痛和痠軟不同的感覺，反應不同的病根和症狀，處理的方式跟著不同。

當然啦！這三種反應不是涇渭分明的，有時也會交替出現或混雜著出現，因為身體是隨時都在變化起伏的。

我特別心疼阿嬤，是因為她的脊椎、骨頭等組織都因為長期缺乏滋養而變得非常虛弱，只能藉著休息和補充營養來調理。而老人家閒不住，感覺身體輕鬆舒服些就又下田去勞動了，加上老人家氣血虛，補充的營養吸收率低，所以，她要能達到「腰不痠」的願望的確會比較困難些。

案例2 身體虛寒造成的腰痠背痛

四十多歲的高太太是上班族，長年被腰痠背痛折磨得滿臉憂愁。

她的氣色反應出她的體質相當虛寒，再看她左腳內側的腰椎反射區上有一大片深藍色，我問：「你的腰痠到不行，是吧！」她說前一天才到醫院照過核磁共振，醫師說她的腰椎部位有一大片模糊的黑影，認為情況嚴重，建議她開刀治療。

「不過，」她低頭指著腳上的鞋子說：「我自從穿了它以後，身體比以前好很多了。」

可想而知，她以前的身體有多虛寒。

穿了一雙兩萬九的功能鞋兩年半後，醫師還是宣判她需要開刀，她幾乎被無奈與無助感淹沒了。

老師說 找出痠軟的關鍵問題

我用輕柔手法慢慢幫她反反覆覆地推揉，漸漸地，腳上的那一大片深藍色面積變小了，顏色變淡了。

我問她腰椎部位有何感覺，她說，原本一直都是冰冰涼涼的，當下感覺溫溫的，但還沒有熱熱的感覺。

她的身體太虛寒了，腰椎部位有嚴重的寒氣凝滯在那兒，氣血

要領

身體虛寒造成的腰痠，會有腰部冰涼、淤血、反射區出現深藍色的「寒氣」徵兆。

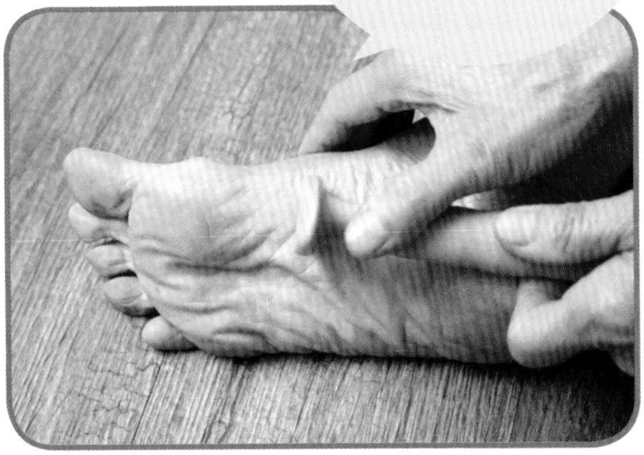

不通，嚴重淤血，所以腳內側反射區上出現深藍色反應，照核磁共振時，醫師會看到模糊的黑影。

病情這麼嚴重，她怎麼可能不感覺痠軟無力又不舒服？開刀並不能解決她體質虛寒的病根，何況這樣的體質若再開刀，失血又傷元氣，身體只會更虛弱，怎麼復原？她需要的是打通氣血循環，藉著輕柔手法的按摩和營養的飲食、適度的運動來調補身體，增加氣力。一旦筋骨和肌力都強健了，腰痠的症狀自然會消失。

如果她的脊椎有嚴重側彎的情形，也得先把身體調養好了，氣血旺盛了才能動手術，否則手術後身體更虛，身體哪來能量使她痊癒？

案例3 過度損耗造成的腰痠背痛

四十多歲的林先生是需要負重扛物的勞工朋友，醫師說他腰椎長骨刺，需要開刀。

老師說 找出腰痛的關鍵問題

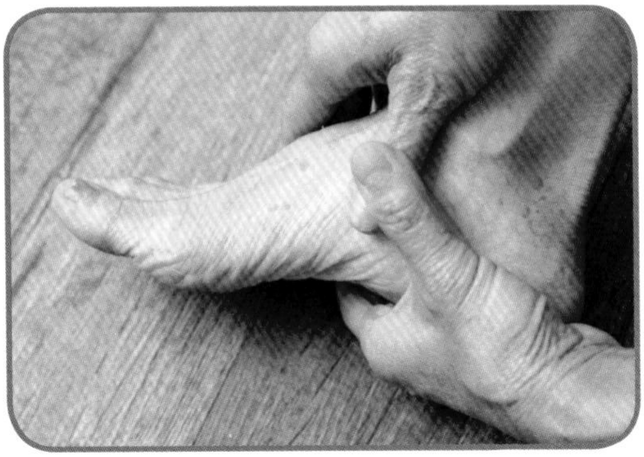

要領

雙手鬆鬆地環抱著腳，兩個拇指上下交疊放在第一蹠骨的後方，藉著身體向前傾產生的力道，由後往前按摩，力道柔中帶勁，力透反應層，才有好效果。

我請他彎腰，他手指尖剛過膝蓋就再也彎不下去了。觸摸他的背部，脊椎左邊的肌肉硬梆梆的，而且比右邊突出。

再檢查他腳內側的脊椎和夾脊反射區，確定他的腰椎沒有問題，而左腳夾脊反射區是一片突起的硬塊，按壓它時出現極度疼痛感。

用對應處理法對症下手

他因為嚴重腰痛而請假中，第三天必須銷假上班，所以我除了在腳上的反射區為他按摩之外，又做了下列的處理。

- ◆ 用拇指腹按摩他左手第二掌骨旁的筋脈，和第五掌骨外側的筋脈。
- ◆ 按摩他膝蓋後彎處的委中穴。
- ◆ 教他幾個拉筋的動作，鬆弛膀胱經筋和背部的肌肉。
- ◆ 教他用「敲敲樂」敲打肩頸、背部。

◆ 回家後請他的太太用遠紅外線刮痧器在他的背部肌肉上刮痧。

我之所以會使用多種方法幫助他，一來是因為他的症狀很嚴重，二來是因為他必須馬上回到職場復工。如果只用足部按摩法，他腳上的反射區部位即使被按摩到腫脹發炎了，仍舊緩不濟急。

第二天一早他又來找我按摩，他說，他前一晚睡得舒服多了，全身通暢多了，彎腰下身時柔軟度提高很多，腰痛的症狀也減輕了。

我提醒他，因為他必須繼續工作，腰背依舊要承受過重的負荷，所以他每天都得照我教他的方法，花時間強健腰背的肌力和強化脊椎骨。

腰痠背痛是文明病，被醫師宣判必須開刀的案例多如牛毛。但是，藉著足部按摩並配合上述的處理法而恢復健康的例子也比比皆是，說也說不完。

只要了解痠痛的原因，用對方法，不用挨刀失血，照樣能遠離痠痛。

要領

若因工作關係造成腰背承受過重的負荷，就得強化相關部位的筋骨，才能根本解決問題。

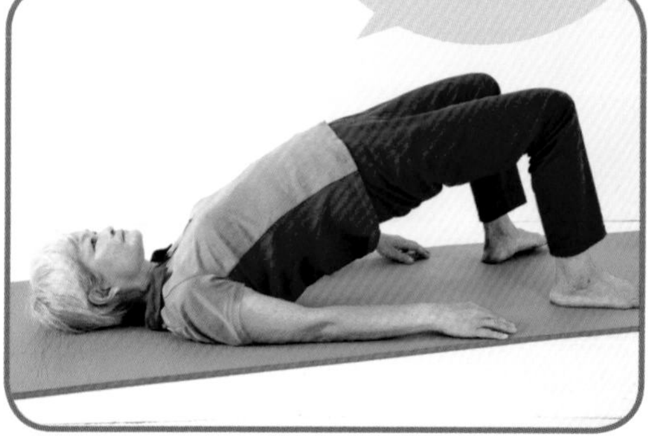

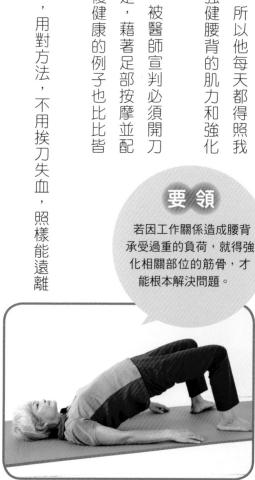

案例4 困擾上班族的膏肓痛

「膏肓痛」，是另一種困擾很多上班族的疼痛。疼痛部位在背部上半，緊鄰肩胛骨內緣的筋腱上，病灶在深層部位的筋腱上，很難藉著直接按摩消除痠痛。氣功的「開合手」和八段錦的「左右開弓似射雕」這兩個招式可以鍛鍊到這個部位，但是難度太高了。所以，膏肓痛是很多人難以擺脫的痛！

老師說 用對應處理法對症下手

透過「對應處理法」，自己就可以輕鬆消除膏肓痛了，處理方法如下：

◆ 按摩第二掌骨內側旁的筋，比較靠近掌指關節的部位。若右邊膏肓痛，處理的對應位置在右手，用左手拇指腹或用刮刮樂把筋腱按壓在掌骨上稍加施力按揉。若左邊膏肓痛，處理的對應位置在左手上。

◆ 在腳底第一蹠骨下方有一條筋腱，用按摩工具在靠近「掌趾關節」部位按摩，使僵硬的筋腱變得柔軟有彈性些，膏肓部位的疼痛就慢慢消除了。按摩時，腳底要放鬆不可緊繃，以免緊繃的筋腱發炎。疼痛部位和處理位置在同一邊。

4-4 腳踝扭傷

運動、登山或上下樓梯等活動都可能造成腳踝扭傷，讓人寸步難行。一般人的處理法就是到醫院掛號就診，照片子檢查，然後綁繃帶或上石膏，吃止痛藥，痛苦地等待它慢慢消炎止痛，並且無奈地忍受它的後遺症，就是患部比較無力，或容易舊傷復發，或某個姿勢時會誘發疼痛感。這些後遺症因為醫學儀器不能檢查出它的病灶在哪裡，病根為何，所以通常無能為力。

其實，就醫診治之前，你還可以有另外的選擇。多給自己一個機會，可以少受一些不必要的痛苦。

找出容易扭傷的關鍵問題

我們的上肢和下肢有奇妙的對應關係。當腳踝扭傷時，不可在疼痛的患部施力診療，以免造成更嚴重的傷害，要依循「上病下治、下病上治」的原則，在對應部位施力診治。

自力救濟療傷之前，需要有一些認識：

第一：腳踝扭傷，受傷的部位是「筋」，所以施治的部位也在「筋」上。

第二：若想要讓受傷的患部快速痊癒，就要提供它足夠的氣血和養分。

第三：「症狀」總是比「病根」出現得晚，卻比病根消失得快。也就是說通常腳踝的筋骨原本就比較弱，所以才會容易扭傷。扭傷的疼痛消失了後，腳踝的筋骨未必就完全恢復健康，病根仍在，所以往後更容易扭傷。

要領

扭傷之後的腳踝即使不痛了，未必就痊癒，不可掉以輕心。

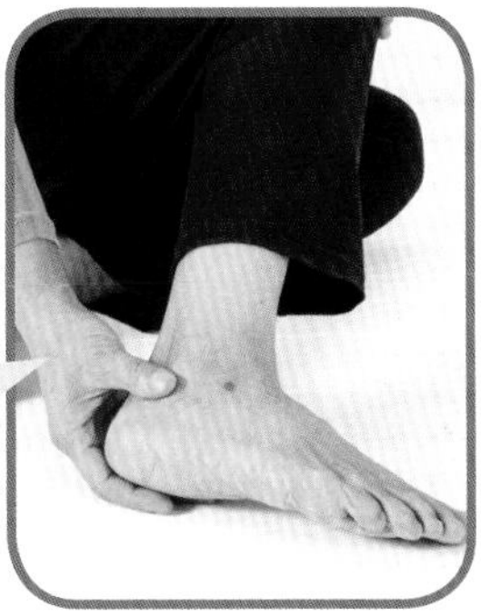

用對應處理法對症下手

若是右腳的外腳踝部位扭傷，你可以這麼做：

1 在右手腕外側的尺骨莖突周圍找疼痛點（通常在莖突和手掌間的凹陷處，因為那裡的筋腱最多最明顯，最容易作為治療點），在疼痛的部位施力按壓、按揉。經過適度按摩後，對應部位的疼痛感會逐漸減少，患部的傷痛會同步減輕。

2 由上往下按摩（方法像刮痧那樣）下肢的外側，把大腿、小腿上所有的疼痛點都按摩到不再疼痛了，打通流向腳踝部位的氣血通路，使扭傷部位能充分得到養分和氧氣的滋養，筋骨變得強健了，才能避免往後再度扭傷，也才能徹底消除扭傷的後遺症。

以上是以右腳外踝部位扭傷為例的處理說明，如果是左腳的外踝部位扭傷，處理原則和方法相同，處理部位則在左手。

腳踝扭傷通常在外踝部位，很少人扭傷在內踝部位。扭傷在內踝部位時，就在手腕關節的橈骨莖突周圍找疼痛點處理。

多年前某天和家人到桃園的大溪登山，途中遇到三位焦急的男生守護著一位坐在岩石上，表情痛苦的女生。原來是女生扭傷腳踝了。徵得女生的同意，我按揉她的手腕關節的筋腱，不消兩分鐘，她的腳踝不痛了，能起身繼續往前走了！

病程長，療程長；相對地，病程短，療程也短。筋骨扭傷後及時處理，只要組織結構沒有受損，幾乎是立即見效。至於十幾、二十年的舊傷，往往病情會變化得複雜些，處理起來比較困難且費時些，但是仍有復原的機會。

我曾為一位四十多歲的壯丁處理他高中時打籃球扭傷踝關節的舊傷。太太「逼」他來見我，

要領

陳年舊傷要花一點耐心，先找出舊傷部位，再從對應部位下手處理，就有機會跟這些老毛病說再見。

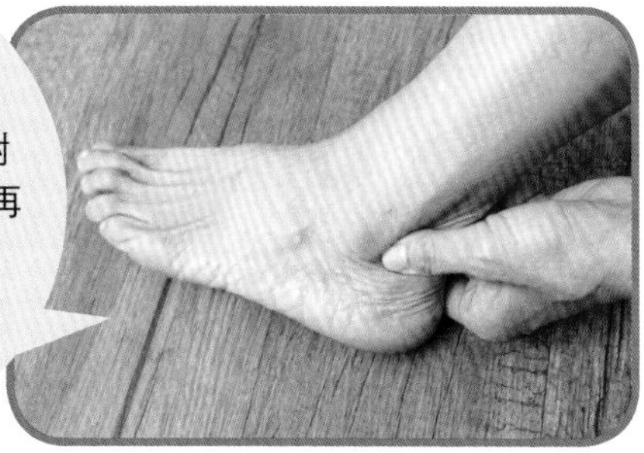

見面時他毫不掩飾他無奈和不屑的情緒。但是，幾分鐘後，我請他起身走一小段路後，他驚喜得瞠目結舌，直呼：「怎麼可能？怎麼可能？」

事實證明，只要用對方法，很多被宣判是「不可能」的案例，的確是可以逆轉的！

如果曾經有過筋骨扭傷的人，即使現在不覺得有什麼異樣或不舒服感（感覺，並不是評斷健康或不健康的唯一標準），建議還是藉著按摩強化患部的組織、筋骨，以免日後年紀大了或體力衰退時，後遺症就來困擾你了。

4-3 腳拇趾外翻

腳拇趾外翻，有來自遺傳，有後天穿鞋不當造成，或其他不明原因所致。

腳拇趾外翻不是常見的案例，聽起來好像也沒什麼大不了的。但是，你知道嗎？有人因為它舉步維艱，走路時每一步都痛徹心扉，苦不堪言，又求助無門，真是無語問蒼天啊！

女性有腳拇趾外翻問題者，不宜再穿高跟鞋、尖頭鞋子，而應改穿鞋頭較寬的鞋子，以免外翻情形更加嚴重。

腳拇趾外翻無法靠著足部按摩來矯治，穿五趾襪也無濟於事。至於動手術嘛！就千萬別嘗試了！

治標的方法倒是有的。可在約一公分長的原子筆桿纏上紗布。其粗細程度剛好可以把第一、二根趾頭撐開到拇趾回到正常位置（若外翻嚴重，一次撐開到位會造成難以忍受的不適感，則先用較細的紗布桿，循序漸進增加紗布桿的直徑）。

晚上睡覺時把紗布桿夾在第一、二腳趾間，使之撐開兩腳趾，然後穿上彈性襪子固定著它睡覺，隔天再取下。如此持續一段時間，直到拇趾外翻的情形改善到令自己滿意了為止。往後發現拇趾又外翻了，照樣做就行了。

市面上有賣專為腳拇趾外翻使用的H型小物件，讓人夾在第一、二腳趾間。用意良好，但每個有需要的人腳拇趾外翻的情形不一而足，固定形狀的未必適用。何況調整的過程中，外翻的程度會改變，輔具也需要調整。所以，為自己量腳製作最合適。

也可以到文具行買紙黏土，為自己外翻的腳拇趾做一個專用的輔具代替紗布桿。

有一位高中老師因腳拇趾外翻困擾多年，照我所建議的持續進行了三個月後，外翻的情形幾乎完全改善了。之後她可以自在地穿各種款式的鞋子（高跟鞋和尖頭鞋子除外）達半年之久後，腳拇趾又出現外翻現象，她又再使用紗布桿來矯正。這次，她需要的矯治時間就沒那麼長了。如此重複地矯治，她的腳拇趾外翻的情形越來越輕微，再也不會困擾她了。

4-5 足底筋膜炎

「最近被足底筋膜炎困擾甚苦，請問你可有什麼有效良方？」這是我經常被讀者來信問到的問題。

找出足底筋膜炎的關鍵問題

首先，我要說明的是：足底筋膜炎的病根不在足底，而在小腿肚。

足底筋膜炎好發於常穿高跟鞋的女性、田徑運動員、愛騎腳踏車者或喜歡跳籃投球的籃球愛好者，而經常登山，下坡時雙腳落地的姿勢不正確者，也容易罹患足底筋膜炎。還有，那些喜歡跳著下樓梯的小男生，常喊腳痛，卻說不出哪裡痛、怎麼痛的，也要考慮是否罹患了足底筋膜炎。

這些人士的小腿肚肌肉因為過度承受重力而產生纖維化，纖維化後的肌肉變得硬實而缺乏

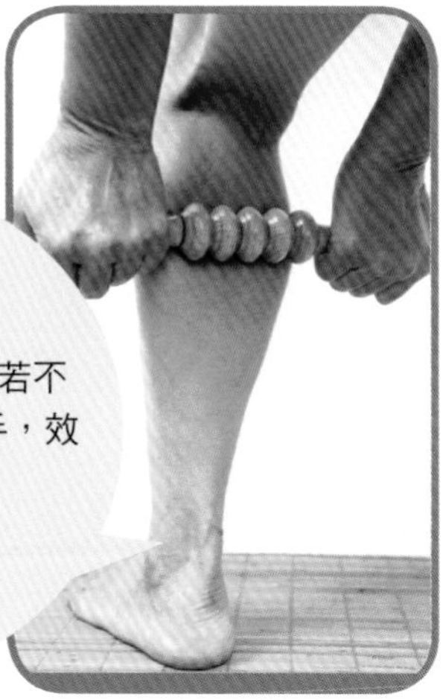

要領

腳跟、足底痠痛，若不從「上游組織」下手，效果就有限。

彈性（硬實不同於結實，後者有彈性，是健康的），會壓迫到行經該部位的神經、血管、經絡、淋巴管等組織，影響下游組織的新陳代謝，久而久之，下游組織（腳跟和腳底）就出現痠痛現象了。

腳跟痛、足底筋膜炎，兩者的病根都在小腿肚。前者的病根在腓腸肌偏內側，後者在正後面，處理的方法相同，就是用滾棒按摩小腿肚。每一次按摩，要斟酌自己的承受度，不要過度按摩，以免造成暫時性舉步維艱的後遺症。

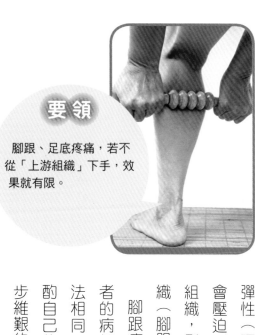

用對應處理法對症下手

用滾棒按摩小腿肚，可以預防腳跟痛、足底筋膜炎。劇烈運動或登山後，這樣做可以快速代謝掉囤積在小腿肚肌肉裡的乳酸，促進氣血暢通，還可以增強肌肉的強健度。許多參加大比賽的運動員，一下場就有專人為他按摩全身肌肉，道理同此。

四肢痠痛痠麻的處理原則是：在痠痛痠麻部位的上游組織（部位）尋找痠痛點，在該痠痛點上按摩處理，就能消除下游部位的疼痛（頸椎神經問題造成的手指麻刺等症狀除外）。

依循這個原則，幾年來我用自己設計的滾棒幫助無數罹患足底筋膜炎的讀者脫離腳跟痛、腳底痛的困擾。但是，醫師都說，足底筋膜炎無法根治，不可能痊癒。

事實如何呢？

二〇一三年六月，一位六十多歲的阿嬤從加州回來探望她九十餘高齡的老母親，她在電話中問我：「我腳底痛了兩三年了，這裡的醫師都說沒辦法醫，你能用按摩讓我腳底不痛嗎？」語氣裡交織著渴切和無奈。

我承諾她按摩一次就能減輕痛楚，並教她學會怎麼持續按摩，一定可以徹底消除腳跟或腳底疼痛。

幾天後，她一早就從台北新店來到苗栗公館鄉。

我按壓一下她小腿肚上的膀胱經筋，她痛得大叫。於是請她趴下，用滾棒在她小腿肚上單向滾動。這過程有多痛，不言可喻。不過，終究薑是老的辣，她說為了治好沉疴，她已經做好心理準備了。

接著下來的場面，令我感動，也很難忘記。她起身後踩在地上的那一剎那，臉上綻放驚喜，嘴裡大叫：「我可以踩下去了！」

那一天，她如飢如渴，問這問那，又學這學那，恍若進入寶山，非挖盡寶物不可。

她捨不得離去，留下來和我們吃過午餐之後，又多學了一些按摩技巧和幾招鬆筋操才返回台北。

第二天九點鐘，她又出現了。她六點出門，步行一段路後搭捷運，乘火車，再搭計程車，折騰了將近三個小時才來到知足樂園。我於心不忍，她卻精神煥發，心情亢奮，口裡直說：「值得！值得！」

六十多歲的人了，不畏舟車勞頓，只為擺脫足底筋膜炎的糾纏與折磨。

這麼簡單就能消除的症狀，為什麼美國、台灣的醫師只能給患者肌肉鬆弛劑和止痛劑？

我把這件事告訴一位牙醫朋友，他鐵口直斷：「不可能！足底筋膜炎是無法根治的，因為藥物無法達到小腿腹這個部位。」

藥物無法達到小腿腹這個部位，那麼，藥物以外的方法呢？

幾年來，我已經親手用滾棒幫助一兩百個人消除困擾他們的足底筋膜炎啦！

順帶一提，許多被醫師宣判罹患膝關節退化的人，其實很多人的病根並不在膝關節，而是大腿正面的兩條筋太緊所致。最經典的一個案例是，一位膝蓋疼痛得舉步維艱，被醫師宣判

要領

與其依賴止痛藥和肌肉鬆弛劑，何不靠按摩和鬆筋操輕鬆治本？

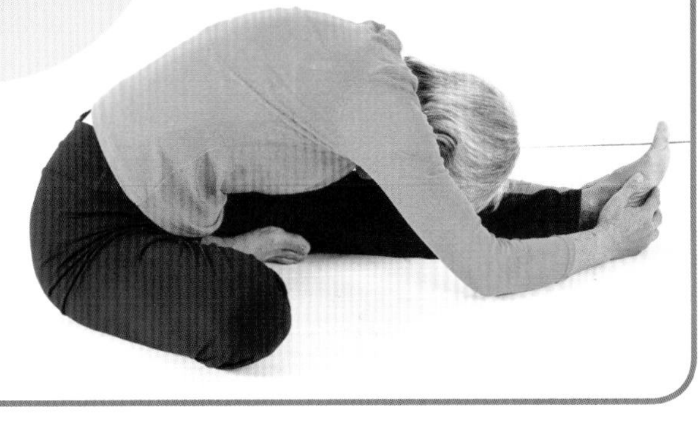

要領

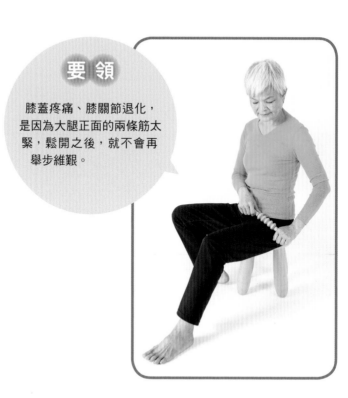

膝蓋疼痛、膝關節退化，是因為大腿正面的兩條筋太緊，鬆開之後，就不會再舉步維艱。

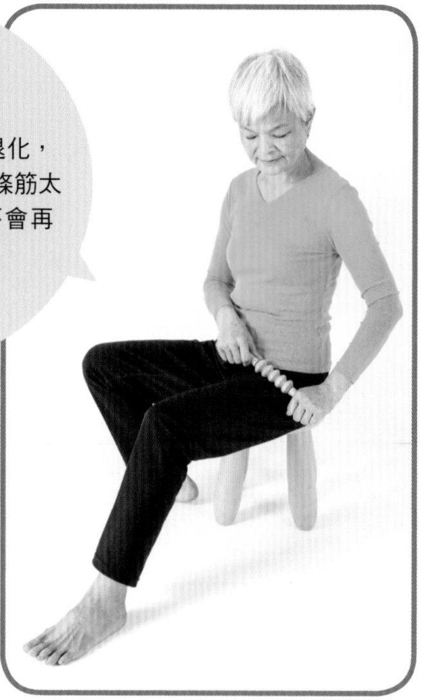

膝關節退化的媽媽，經過處理後，三天後就和一群人去登山，跋涉四天三夜後回來，一切正常！

古人說：「筋長一寸，壽延十年。」這話有一點誇張，但藉此強調鬆筋的重要和好處，這話是絕對可信的。

如果你有腳跟痛、腳底疼痛問題，你的腰背也是比較僵硬的。不信嗎？站著彎腰俯身、坐著伸直雙腿向前俯身，看看你的雙手是否能摸到你的腳趾頭就知道了。

為什麼足底筋膜炎和腰背僵硬會扯上關係？因為膀胱經筋從頭到腳跟貫穿人體的背面，既然小腿肚這一段嚴重僵硬，那麼，腰背這一段也就不會好到哪裡去。

4-6 扳機指、腕隧道症候群

扳機指、腕隧道症候群是什麼東東？

有一天，一個學生問我：「老師，我有扳機指和腕隧道症候群耶！我能學按摩嗎？」

我知道「扳機指」的症狀，也幫過好多被醫師診斷為「扳機指」的人解除多年的痛苦，使他們的手指恢復靈活。

手指不靈活、不能自然伸屈的症狀為什麼被稱為「扳機指」？我實在不懂，有很多疾病的名稱都是客人或學生教我的。

有一次在報紙上看到一篇文章，題目很有意思：請不要再發明新的疾病名稱了！

一個新的症狀出現，就發明一種疾病名稱。這種以症狀為軸來命名疾病的作法，會徒然混亂病患對疾病病因的認知，對治療疾病的幫助恐怕不大。

腕隧道症候群又是什麼？我聽了學生描述的症狀後，終於明白了。

我幫她按摩了幾分鐘後，她的扳機指和腕隧道症候群同時改善了！

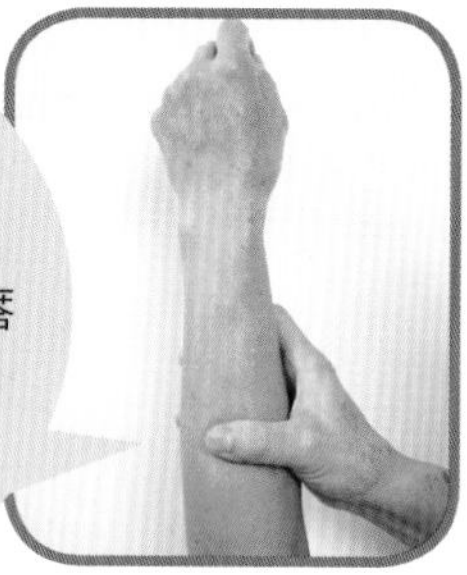

要領

在疼痛部位仔細揉按，如果感到疙疙瘩瘩，多半是氣血不暢通導致的疼痛。

要領

想要改善氣血不暢的疼痛，用按摩、拍打的技巧就可打通氣血通路。

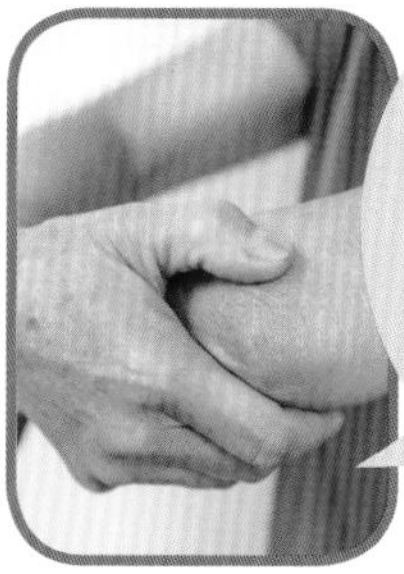

找出扳機指跟腕隧道症候群的關鍵問題

事實是這樣的，這位媽媽的右手腕疼痛不能使力，中指不能自由屈伸，整隻右手幾乎失去了正常功能。

我從她右手肘往下按摩，感覺她前臂皮下到處都是疙疙瘩瘩的，我按哪裡她痛哪裡。按摩了幾分鐘後，我感覺她手臂的氣血通暢些了，請她動一動手，她驚訝地直呼：「感覺輕鬆多了！手指能彎曲了！」

「回去要持續按摩，直到所有的疙疙瘩瘩都消失了，之後還要常常拍打整隻手臂，連現在不感覺痠痛的左手都要拍打、保養，以免有一天它也跟右手一樣。」

我提醒她，並且教她要怎麼按摩，以及拍打的要領。

兩個星期後，她來上課時，高興地不停轉動她的手，興奮地告訴我，她的右手幾乎完全好了，甚麼扳機指、腕隧道症候群，全都不見了！

這個案例處理的原理很簡單，打通氣血的通路而已！

不管是媽媽手、電腦手、扳機指、腕隧道症候群等等，幾乎都是因為局部過度勞累造成肌肉纖維化，肌肉僵硬了，擠壓通過該處的經絡、血管、神經、淋巴等，使下游的組織得不到足夠的營養和氧氣的滋養，惡性循環的結果，當然就痠痛刺麻無力、伸屈不靈活了。

用對應處理法對症下手

了解這個事實，就知道怎麼處理了。訣竅就是恢復氣血的通路，使下游組織得到它需要的營養和氧氣。

依照這個原理，如果手腳撞傷瘀青了，只要沒有破皮出血，都可以從上游位置往受傷方向稍加用力地推摩，加速氣血供應受傷部位，衝散瘀血，使組織及時恢復健康。

我曾經左手中指被一根鋼條擊中，剎那間中指像灌香腸似的不斷腫大、變青變黑，痛徹骨髓。我咬牙忍淚，用力由手肘朝手背方向拚命推，沒幾分鐘，奇蹟發生了，我的左手中指的顏色慢慢變淡了，由黑青轉為豬肝紅，再慢慢轉為淡紅色，最後恢復正常。這過程前後也不過是半個小時，我的手恢復到像是從沒受過傷似的。

如果我當時不是這樣及時處理，任憑手指受撞擊部位的傷害加深加重，我可能要痛上一個星期半個月，並且留下痛苦一輩子的後遺症吧！

手腳扭傷或痠麻疼痛，也可以這樣處理。用短痛換長痛，效果驚人，值得！

4-7 半夜失眠

可曾有過三更半夜無緣無故突然清醒過來，望著天花板度過漫漫長夜的痛苦經驗？這跟自律神經失調無關，也不是女性更年期才會出現的現象。你一定想不到，它其實是尾骨受傷的後遺症！

找出半夜失眠的關鍵問題

尾骨受傷部位不同，會留下不同的後遺症，但大都和睡眠有關。有的會引起睡眠中斷，有的會導致睡眠品質變差，或睡不深沈、多夢、不容易入睡等等。為什麼會這樣？只能說人身體的結構和功能太奧秘複雜了，我只知其然而不知其所以然。

用刮痧器稍用力些按摩腳跟骨的外側靠近腳底部位，只要出現疼痛感，或感覺到有細微的條狀反應物的人，幾乎都會有半夜突然無緣無故清醒過來的困擾。

用對應處理法對症下手

疼痛感愈強，條狀物愈明顯的人，睡眠中斷的情形就愈嚴重。有這種現象的人，放鬆側臥，用手指稍加用力按揉尾骨，會感覺疼痛（自行按摩，因為不容易施力，效果差，可請家人代勞）。常常按揉尾骨，可以慢慢改善睡眠無故中斷的現象。若用刮痧器按摩腳跟骨外側，效果更好更快，很快就可以改善睡眠中斷問題。

我遇過非常多睡眠無緣無故中斷的個案，從小學生到老年人都有。小孩子溜滑梯常常會跌坐在地上，或練跆拳道的孩子對打時很容易被踢到尾骨，或不慎摔跤時屁股著地，或車禍等意外傷害等等，都很容易導致尾骨受傷，不同的後遺症跟著來，但是，絕大部分的人都不會聯想到這些後遺症和尾骨受傷有關係，所以往往也就難以對症治療，白白受了許多苦。

整天坐硬板凳的學生若是有尾骨受傷的情形，就會坐立難安，無法專心學習，老師責怪，父母生氣。這樣的孩子最可憐，無辜、無助又無奈。

我遇過最嚴重的個案是一位國中生，經常半夜醒來，清醒到四、五點才累得又睡著。白天上課時精神不濟，清醒時又坐立

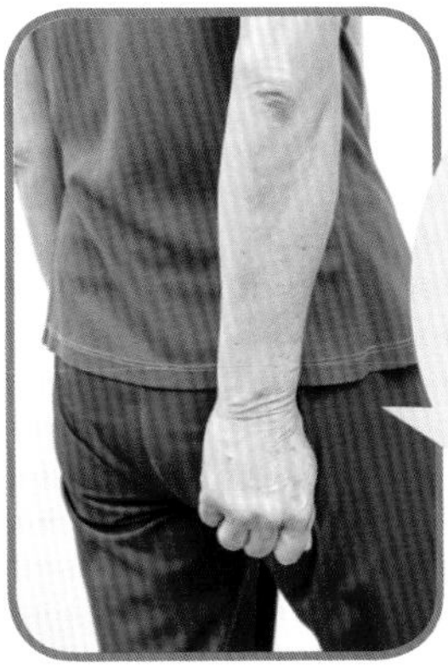

要領

孩子上課不專心時，幫孩子檢查一下是不是尾骨有問題讓他們「坐不住」，說不定問題就在這裡！

難安。老師說他不用功，常常向家長告狀。家長為他掛了精神科，事後他說，這讓他蒙了不白之冤，使他痛苦至極。

我幫他按摩後真相大白，不久他就能一覺到天亮，功課也逐漸進步了。

還有不少小學生的家長被老師提醒說他們的孩子有過動傾向，建議父母帶孩子去做檢查，及早治療。我為孩子們按摩後，告知真相。後來那些孩子們都能靜靜地坐著聽課了。

不少正值更年期的婦女也有睡眠中斷問題，以為這是更年期的症狀之一，只能無奈地忍耐著。長期下來，更多的更年期症狀相繼出現，真是苦不堪言。

後來透過按摩腳跟骨外側，消除疼痛感和條狀反應物後，睡眠中斷的情況消失了，睡眠品質也提升，睡得深沈，許多更年期症狀都減輕或甚至消失了。

一塊小小的腳跟骨竟然暗藏許多玄機，影響一個人的睡眠甚大！

人體的奧秘讓我們驚訝、深思，也提醒我們要謙卑，好好認識、了解自己的身體，學習聆聽身體的聲音，懂得珍惜它，它就能忠心地服務你，不是嗎？

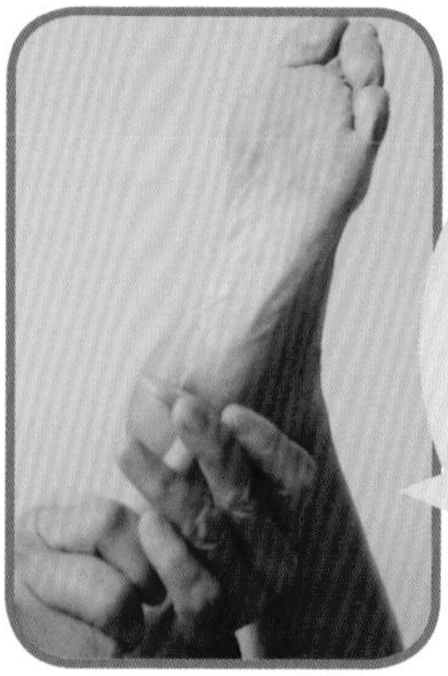

要領

從腳底下手解決尾骨問題，進而讓你每天睡得好。睡眠品質好，人也就變得健康有活力。

4-8 落枕和五十肩

「請問有誰有肩頸僵硬、痠痛問題？」

在任何場合，只要我這樣發問，幾乎無一次不是一呼百諾，人人高舉其手。

現代人為何這麼容易罹患肩頸僵硬、痠痛的問題？

造成肩頸僵硬、痠痛的原因

1 上班族經常低著頭案牘勞形，固定某一種姿勢太久，因為肩頸缺少活動，造成該部位氣血循環欠佳，新陳代謝差。

2 「低頭族」、「滑手族」硬著頸項俯首盯著螢幕看的時間過長，從後腦往下沿著後頸到胸椎上半部緊繃的時間太長。

3 夏天天氣熱時，經常在脖子上掛著溼毛巾，致使溼氣侵入體表、經絡。

4 經常待在冷氣房裡，脖子暴露在冷氣中，寒氣侵入體表、經絡，又缺乏適度的運動排出體內的寒氣。

5 冬天天氣很溼很冷時，脖子暴露在外，致使該部位的氣血循環變差。

6 經常吃冰、喝冰飲料，寒氣滯留體內。

7 因車禍或其他意外而頸部受過傷。

保健肩頸，預防肩頸痠痛的方法

1 避免上述的情況，也就是遠離冷氣、寒氣侵襲脖子，盡量不要進食冰品飲料，注意保暖。

2 多運動，適度曬太陽，夏天要適度排汗，排出體內的溼氣、寒氣。

最常見的肩頸疾病是：落枕和五十肩

一、落枕

落枕通常伴隨頸椎僵硬、肩頸痠痛、後頸肌肉痠痛、頸側筋緊繃、斜方肌痠痛等症狀出現，所以，上述部位要一併處理才能快速有效地消除落枕症狀。處理位置和方式如下：

1 徒手按摩腳拇趾基節內側的頸椎反射區和第五掌骨外側，改善頸椎僵硬症狀。

2 從頸側到肩膀裡的筋腱緊繃，處理的對應位置在第五掌骨旁肌肉深處裡的筋腱。可以將要按摩的部位放在圓滑的桌沿，另一隻手重疊在其上，雙手一起施力按摩。或坐著，兩手肘放在兩大腿上，右手拿著刮刮樂，把它的頭的寬邊放在左手要按摩的部位上，兩腳稍微向內靠，就可以推動右手按摩，很輕鬆省力就能力透反應層，快速改善左肩頸筋腱僵硬痠痛的問題。左右手交換，用同樣的方法改善右肩頸僵硬痠痛的症狀。

3 從頸側到肩膀，和肩膀下面的斜方肌這些部位的肌肉緊繃僵硬時，處理的對應位置在第五掌骨旁的肌肉。處理的方式同2。

4 要徹底消除落枕症狀，除了做上述的處理之外，還要多做頸部運動，如「且上且下」（請參考第一三八頁）、「左倒右倒」（請參考第五十四頁）、「左顧右盼」（請參考第一三六頁）等頸部運動。

二、五十肩

過度勞累是罹患五十肩的主要原因。名之為五十肩，是因為這種症狀過去常出現在五十歲左右。但是，現代人因為冷氣吹太多，又缺乏運動，筋骨的強健度遠不如以前的人，所以，二三十歲時就出現「五十肩」的比比皆是。

媽媽們是罹患五十肩的最大族群，另外，某些行業的人罹患五十肩的比例會比其他人高，例如牙醫師。數年前我就曾在西雅圖和溫哥華幫好多位牙醫師處理好他們的五十肩問題。

五十肩，問題出在肩關節周圍的筋腱僵硬緊繃而無法自如地抬舉、伸展手臂。出現五十肩後，最快速的改善方法是用刮痧器刮肩關節周圍的筋腱。

大陸稱「五十肩」為「肩周炎」，顧名思義，是肩關節周圍組織發炎，發炎的組織正是肩關節的筋腱。這樣命名比我們的「五十肩」貼切多了。

刮痧，可以代謝掉肌膚淺層部位的廢物，還可以使僵硬的筋腱恢復彈性，所以我常常用刮痧來處理五十肩，效果非常明顯。

因為肩關節周圍的肌肉比較柔軟而敏感，所以善選刮痧器很重要。我建議用能加熱、有遠紅外線成分的刮痧器來刮該部位，比較輕的力道就能達到效果。如果用傳統的刮痧板，施力較重，刮痧後患部會疼痛很久，刮痧的效果也差。

五十肩發作時，會讓人睡不安枕，影響生活和健康甚大，建議常做「向上伸展」（請參考一三四頁）、左右角力（請參考六十一頁）等運動強健肩頸及周圍的組織。

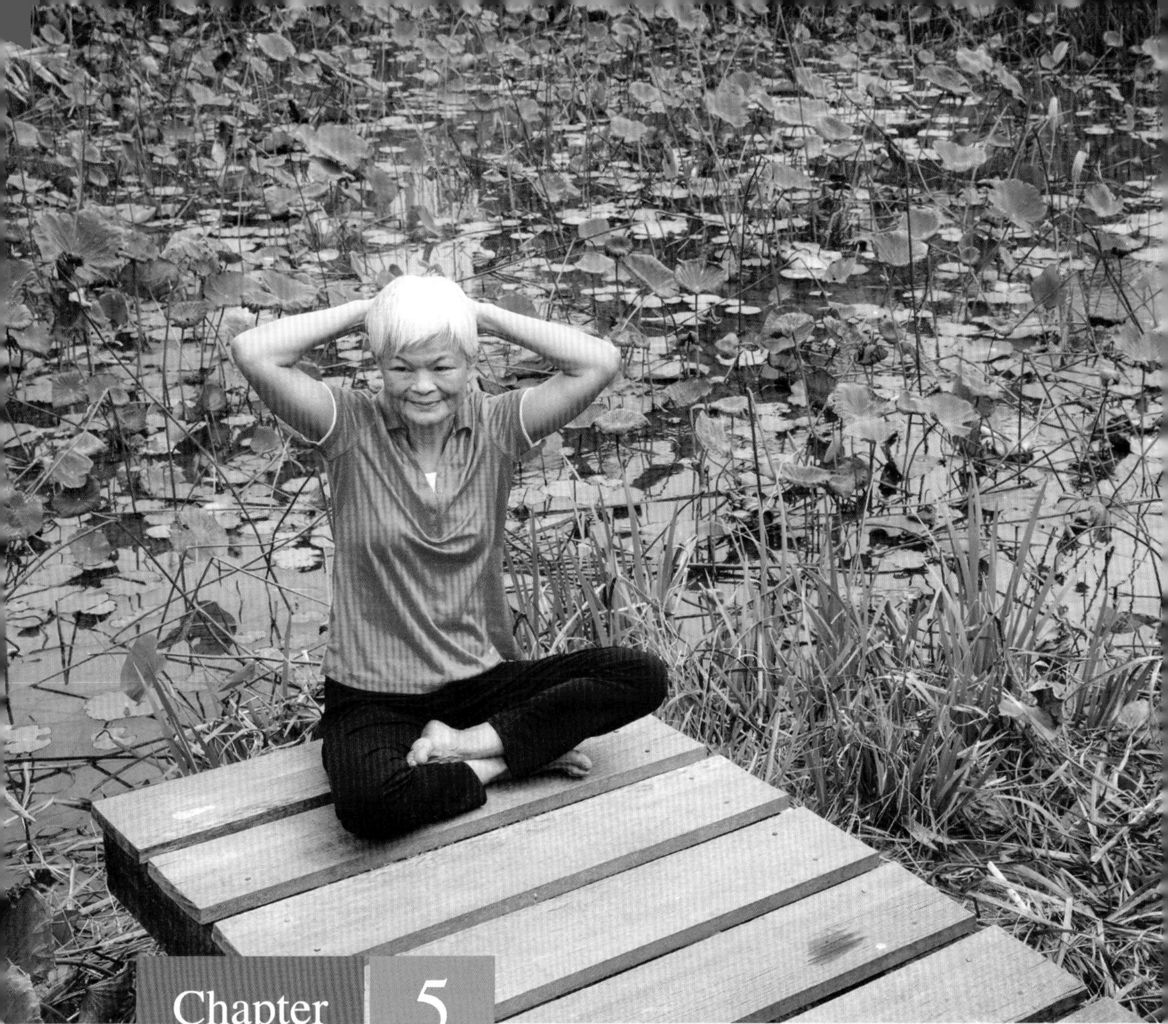

Chapter 5

超簡單鬆筋操 告別全身痠痛

本章介紹十個鬆筋操招式，每個招式都簡單易學效果佳。
鍛鍊的時候盡量配合緩慢、深沈、綿長的呼吸，
能使大家體舒筋鬆、氣血暢通、增加肺活量、渾身暢快。
持續鍛鍊，強化肌肉筋骨，紓壓解鬱，遠離痠痛疾病。

5-1 向上伸展

鍛鍊部位 伸展全身

適用症狀 胸悶、食慾不振、腸胃不適、肩頸僵硬、腰痠背痛

長期伏案工作的上班族，因為經常低頭駝背導致氣血不暢順，出現氣滯胸悶的不適感，也妨礙腸胃的正常蠕動，造成吸收、消化力下降，食慾不振，排便困難。藉著「向上伸展」的動作，可以快速改善上述症狀。

1 雙肩放鬆

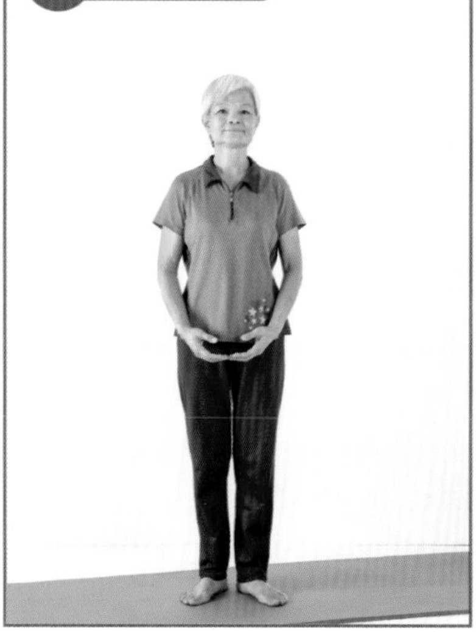

全身放鬆，腳跟微微併攏，肩膀自然下垂，手心朝上，指尖微微接觸。

2 雙手上伸

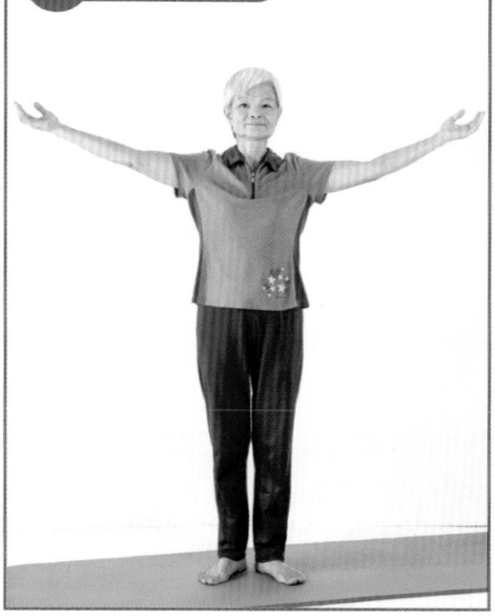

慢慢地吸氣，身體同時由下向上伸展：膝關節微屈，重心移到腳掌前段。

3 繼續伸展

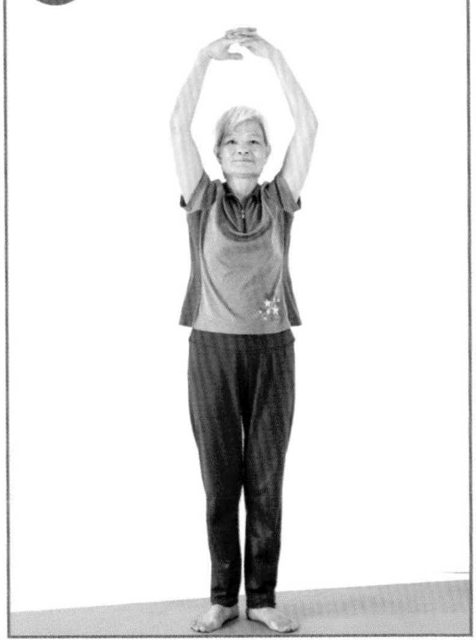

縮小腹，上腹向上伸展。

4 翻掌往上

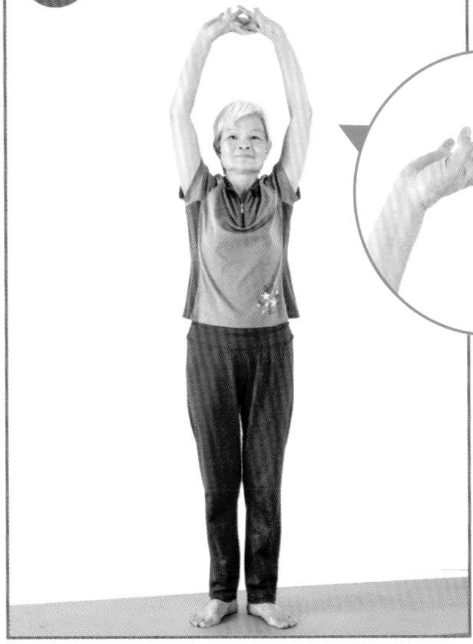

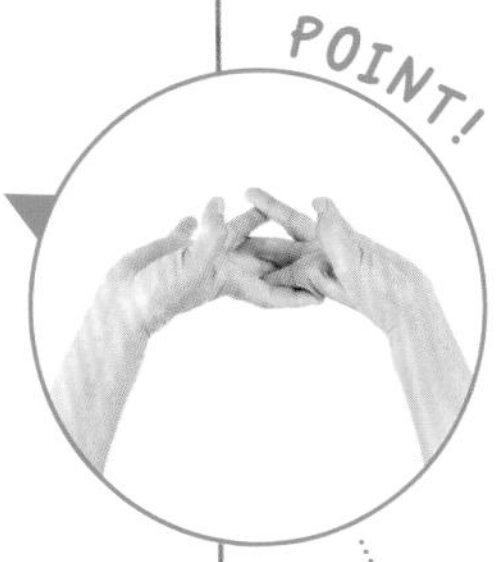

POINT!
記得要翻掌。

肩關節往上提升，使全身筋骨得到伸展，經絡暢通。

5 踮腳往上

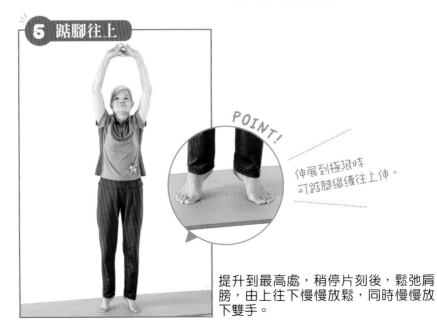

POINT!
伸展到極限時
可踮腳繼續往上伸。

提升到最高處，稍停片刻後，鬆弛肩膀，由上往下慢慢放鬆，同時慢慢放下雙手。

5-2 左顧右盼

鍛鍊部位 頸椎和頸側筋腱

適用症狀 脖子僵硬、頸椎骨刺、落枕

頸部僵硬不但容易造成落枕，也是頭痛或偏頭痛的原因之一，如果長期姿勢不良，也可能因為肌肉過度僵硬而造成骨骼移位，甚至長骨刺。

在睡前稍微做一下頸部運動，不但可以活絡頸部附近的筋腱，讓你遠離落枕與肩頸僵硬問題，更可以讓你一夜好夢。

1 輕鬆盤坐

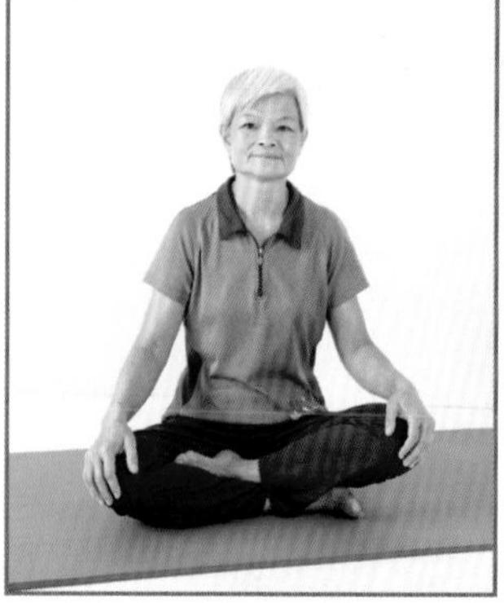

用自己熟悉舒適的姿勢盤坐。

2 向左轉頭

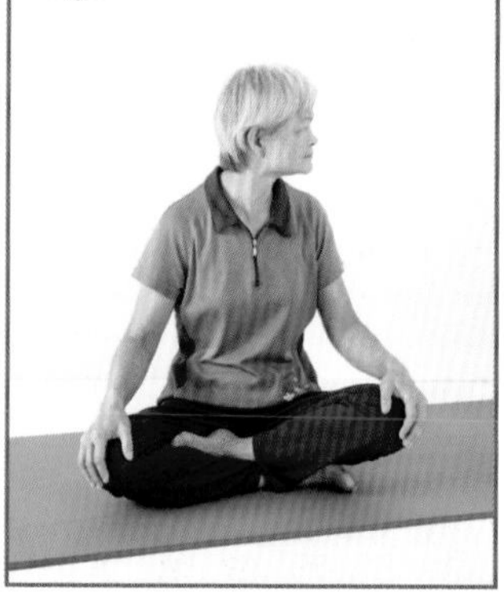

全身放鬆，肩膀以下紋風不動，脖子向左轉，慢慢的轉到極限，放鬆回到前面。

3 向右轉頭

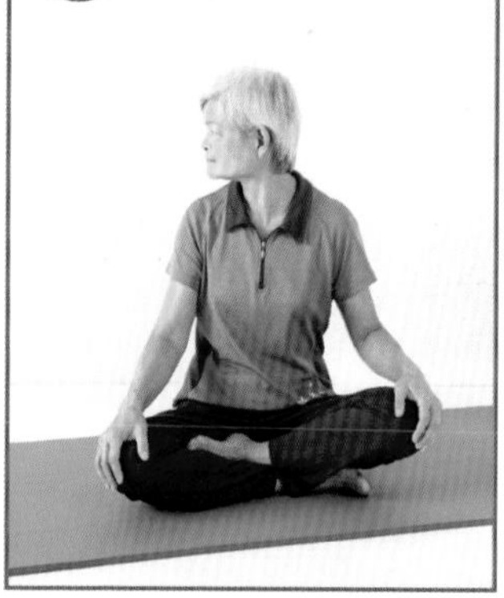

再向右轉，盡量的轉到極限之後，再慢慢的放鬆回到原位。

簡老師叮嚀

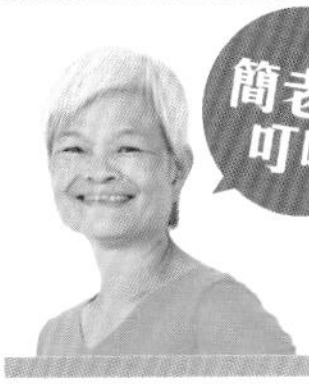

做完「左顧右盼」後，若繼續做「左倒右倒」和「前俯後仰」，便能全面鍛鍊到肩頸部位的肌肉，伸展活絡所有的筋腱。做完之後，你會感覺到肩頸部位輕鬆舒暢，神清氣爽，眼睛發亮。

鍛鍊肩頸部時，招式與呼吸如何配合最順暢舒服？

頭向前低沉、向後仰、向左右轉時，呼氣；吸氣時，一面吸氣，一面將頭回復到原位。

也就是：不是靠頸部用力指揮頭部或倒或轉向或回復原位，而是藉著吸氣充足胸臆，提升起頭頸。

4 左倒右倒

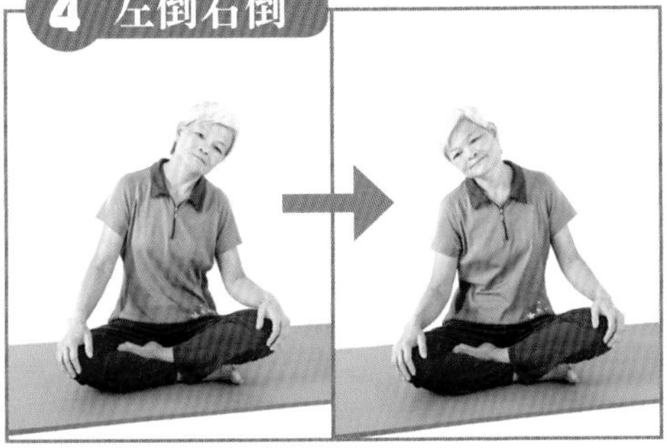

同樣的動作要領，肩膀以下紋風不動，將頭往左肩倒，充分伸展之後回到中間，再往右倒，再回到中間。

5 前俯後仰

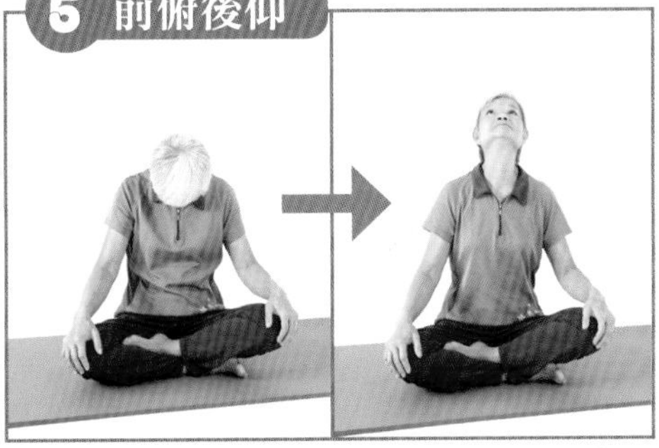

肩膀以下都不動，先將頭往前倒，充分伸展後頸筋腱，再往上看，伸展頸部前面的筋腱。

簡老師叮嚀

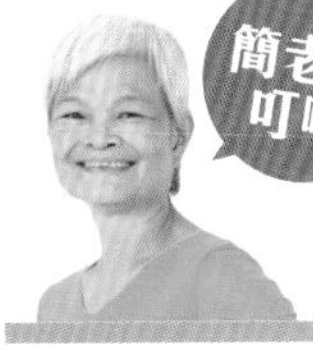

這個動作也可以在臨睡前躺在床上做。要領同樣是吸氣時頭回到中間，吐氣時順勢將頭往左右轉，吸氣時再藉由吸氣胸腔飽滿的力道，把頭轉回中間。

5-3 且上且下

鍛鍊部位 頸椎、胸椎上半

適用症狀 後腦脹痛、肩頸僵硬痠痛、預防落枕

肩頸僵硬痠痛會降低輸送到頭部的血液流量，導致頭腦昏沉、脹痛症狀，間接影響睡眠品質、記憶力、思考能力等等。透過鍛鍊「且上且下」招式，使從頭部到頸椎、胸椎的部位，在緊繃、鬆弛的交替過程中獲得活絡、抒解，使氣血更暢通，新陳代謝更好，達到神清氣爽的效果。

緩緩起身的過程，一面慢慢地吸氣，同時腹部慢慢緊縮，藉著吸氣和緊縮腹部產生的力道，抬起上半身。掌握這個要領來鍛鍊，效果才會明顯。

1 彎腳平躺

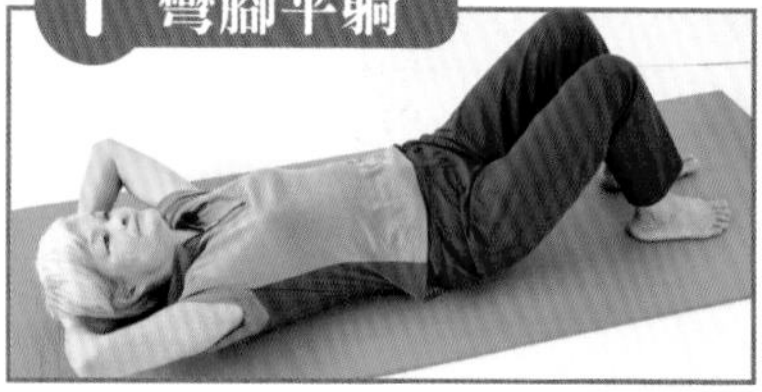

兩腳彎曲躺平，雙手放在後腦勺稍稍往上的部位。

2 慢慢上提

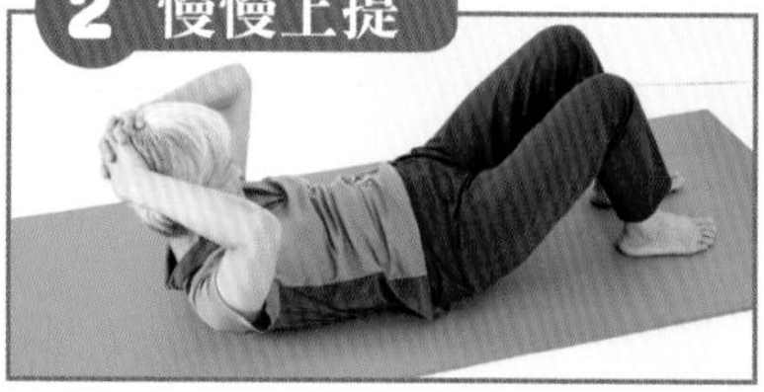

一面吸氣，雙手幫助脖子慢慢地往上，讓肩胛骨離開床面。

3 往前彎曲

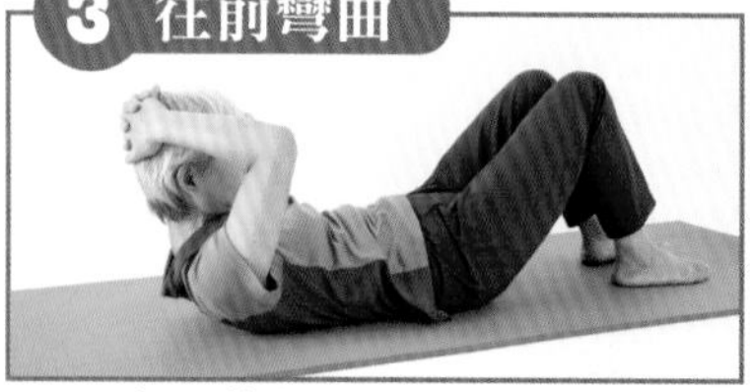

下巴盡量靠近胸前，讓胸椎上半繼續往前彎曲。

4 放鬆還原

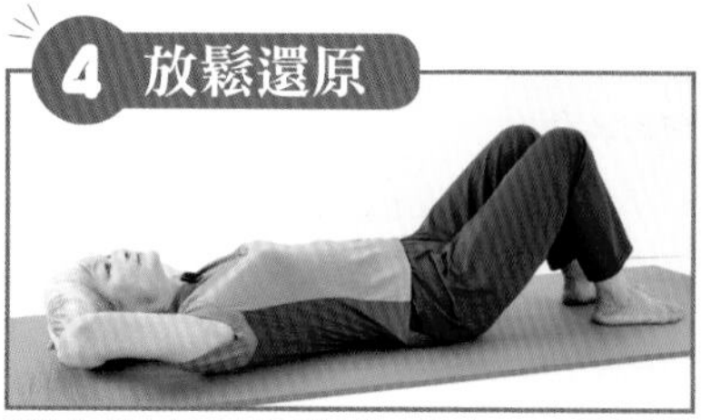

將上半身慢慢地放下來，回復到原位。

5-4 挺腰凸腹

鍛鍊部位 胸椎、腰椎、薦椎、大腿

適用症狀 腰痠背痛、薦椎痠痛、髂骨痠痛、預防下腹腔臟腑下垂

現代人因為運動少，體內滯留太多的溼氣、寒氣，骨質嚴重疏鬆，筋骨相當脆弱。
挺腰凸腹招式，藉著吸氣時，將身體往上挺凸到極限的力道，促使腰背、脊椎、髂骨緊繃；然後一面呼氣，全身慢慢放鬆下放。在緊繃、鬆弛交替的過程中，鍛鍊背部所有筋骨、肌肉，暢通膀胱經，外能強健筋骨，內能使五臟六腑健康，身材變好。

1 屈腿平躺

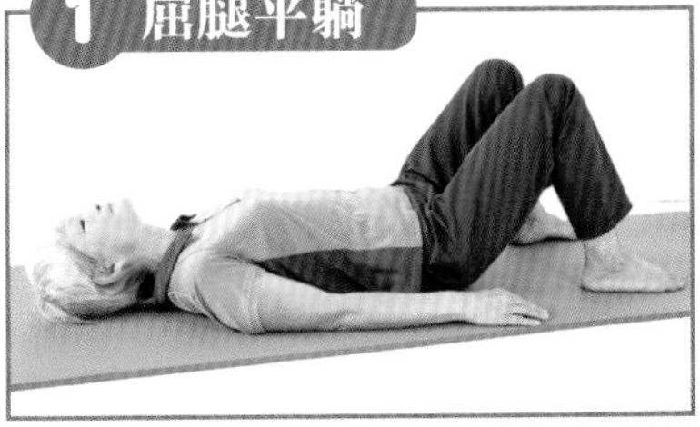

兩隻腳彎曲與肩同寬，雙手輕鬆放在腰側，手心朝下。

2 將腰挺起

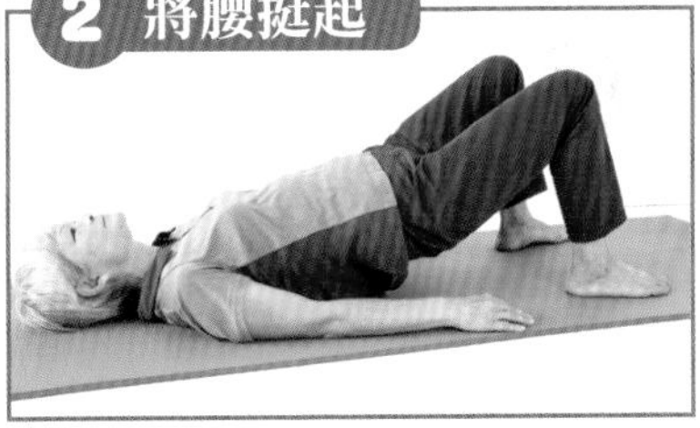

意念放在腰部，身體用力慢慢地將腰挺起。

3 挺到極限

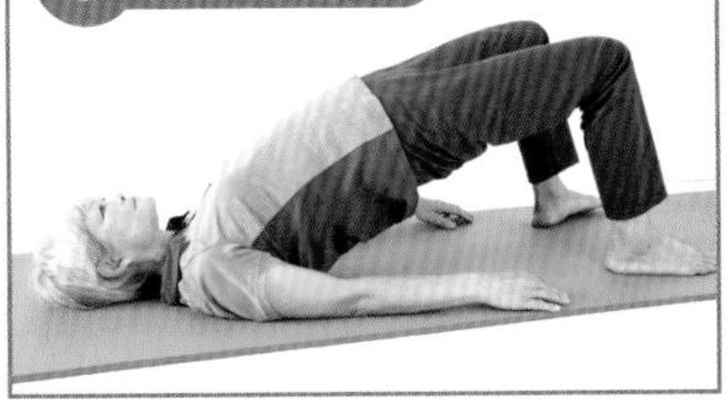

慢慢地再往上挺，挺到極限之後停留片刻，再慢慢地放下，回復到原位。

5-5 懶驢打滾

鍛鍊部位 腰背肌肉和筋骨

適用症狀 腰痠背痛、腸胃虛弱、排便困難、矯正脊椎、強化腰臀肌肉

坐辦公桌坐太久，如果腰部缺乏適當的支撐，輕者腰痛，重者脊椎出問題。利用左右扭轉的「懶驢打滾」，不但可以伸展腰部及臀部的肌肉，紓解整個下背部的痠痛困擾，也可以將因為姿勢不良而位置不正的骨頭牽引回到正確位置。此外，這個動作強化腰臀的肌肉，不但修飾線條，也能帶給脊椎更穩固的支撐力。

1 屈腿平躺

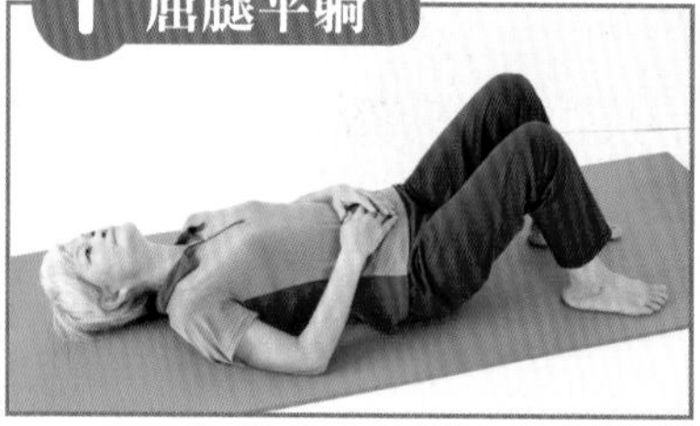

仰臥平躺，雙腳彎曲，距離大約與肩同寬。

2 往左傾倒

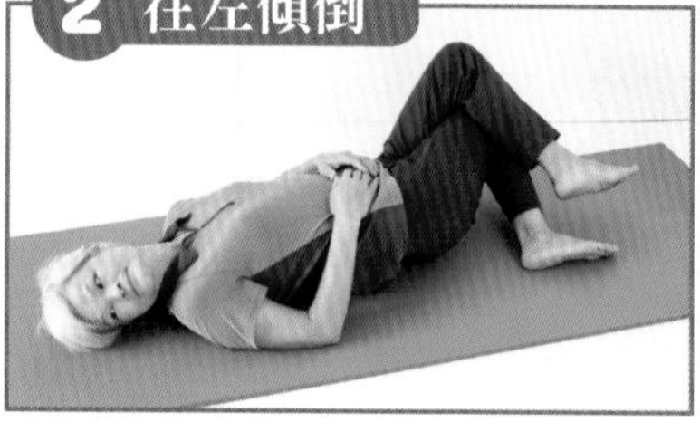

左腳跨在右腳上，頭往右轉，同時左腳將右腳盡量地往左壓，兩個肩胛骨鬆鬆地貼著床面。停留片刻後，回復到原位。

3 往右傾倒

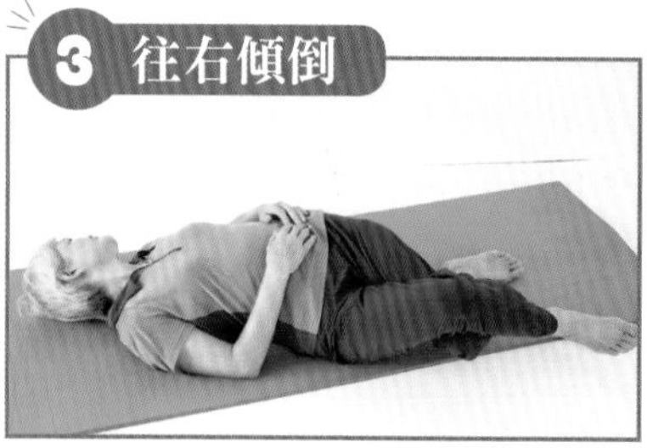

換一隻腳，右腳跨在左腳上，頭往左看，右腳盡量將左腳往下壓，肩胛骨鬆鬆的貼在床面上，再回復到原位。

5-6 屈腿縮腹

鍛鍊部位 腰背肌肉和筋骨、骨盆、腹部肌肉

適用症狀 腸胃不適、排便困難

屈腿縮腹，是強健腰背肌肉、筋骨非常有效的招式。慢慢吸氣時，同時用點力縮緊腹部，藉著兩者產生的力道把腹部撐高。慢慢吐氣時，腰部、腹部、臀部依序慢慢放鬆後才放鬆雙腳。這過程非常費力、辛苦。但是鍛鍊的效果非常好。量力而為，循序漸進鍛鍊，不要操之過急。

1 將腿抬起

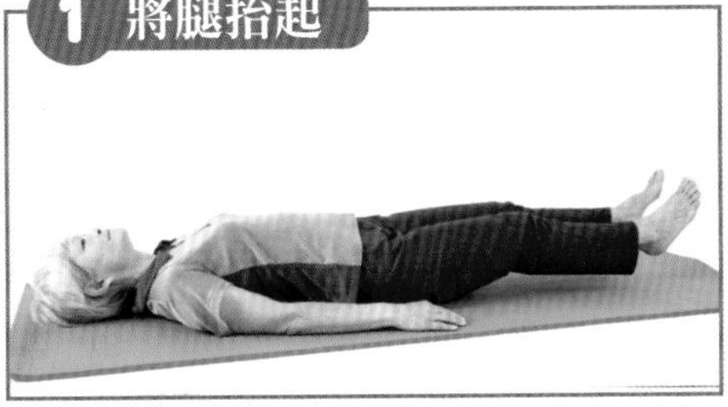

仰臥平躺，手心向下。一面吸氣的同時，腹部用力，把腳微微抬高。

2 繼續彎曲

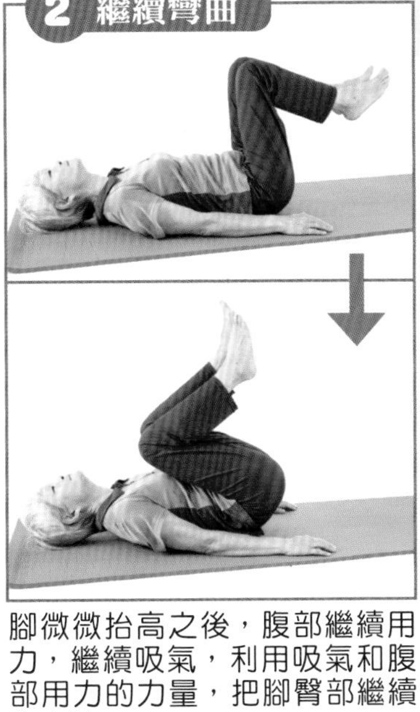

腳微微抬高之後，腹部繼續用力，繼續吸氣，利用吸氣和腹部用力的力量，把腳臀部繼續往上縮。

3 吐氣向下

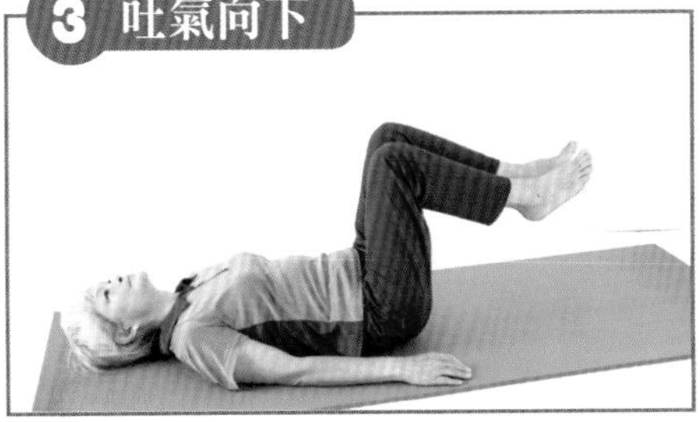

然後慢慢吐氣，腳慢慢地伸展。再一次吸氣往上，吐氣往下，週而復始，重複上述動作。

5-7 你來我往

鍛鍊部位 薦椎、骨盆、髖關節

適用症狀 下背疼痛、髖關節發炎疼痛、坐骨神經痛、骨盆腔相關的婦科問題

薦椎、骨盆是很不容易鍛鍊到的部位，它們卻又是婦女在懷孕過程中負荷最重的器官。所以很多婦女有薦椎痠痛、骨盆發炎、臀部疼痛到經不起輕輕一碰的問題。「你來我往」招式特別為有此困擾的婦女而設計，它容易做，又有效果。做飯時的空檔、看電視時……任何零碎時間都可以做個三五次，累積出來的效果卻是驚人的。

躺在床上也可以做「你來我往」，鍛鍊部位和要領相同而方向相反：意念專注在右髂骨時，髂骨盡量往腳跟方向推，左右髂骨輪流往下推擠，就能達到鍛鍊目的。

1 雙手叉腰

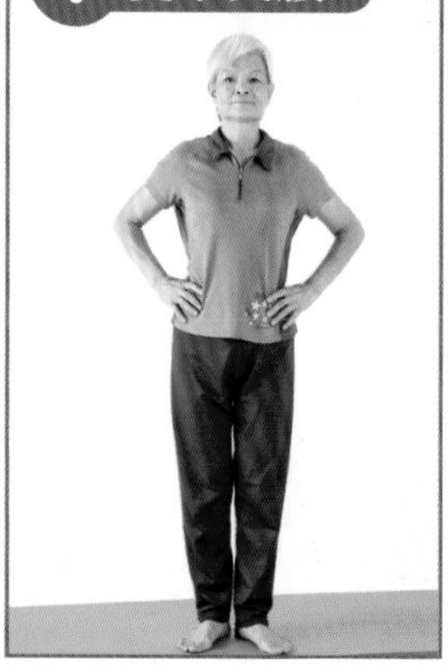

輕鬆站直，腳跟稍微併攏，雙手輕輕地扶住骨盆。

2 抬右腳跟

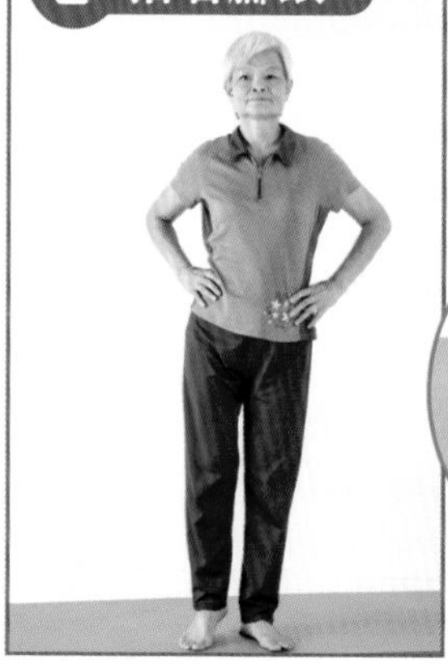

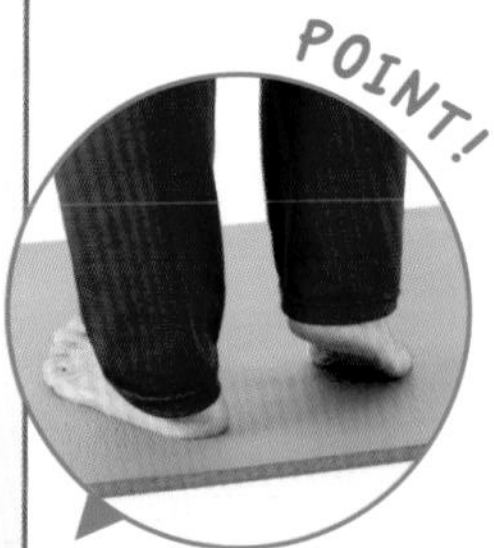

左半身紋風不動，右腳跟往上提，右腳直直地往上擠壓，把右邊的髂骨擠壓得緊緊的感覺，然後再放鬆慢慢回復到原位。

3 抬左腳跟

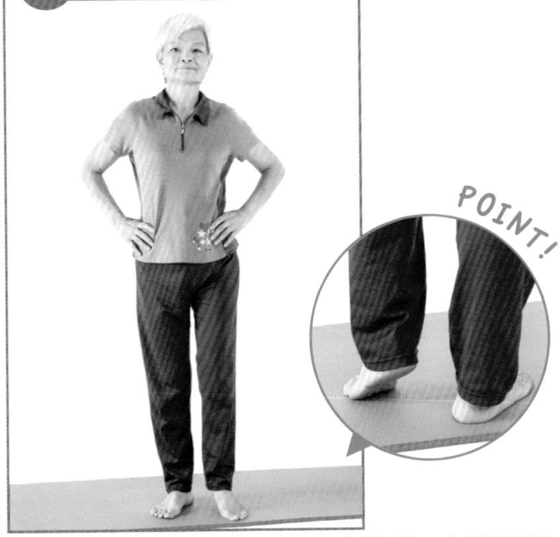

換左邊。左腳跟往上，腳直直擠壓，左髂骨有緊繃的感覺，再慢慢往下回復到原位。

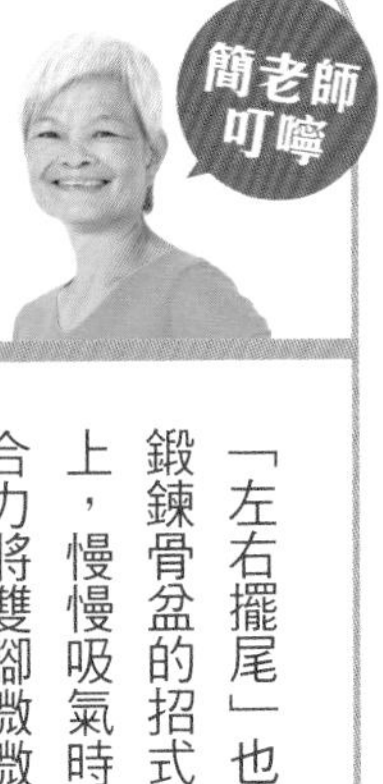

「左右擺尾」也是強健腰背，鍛鍊骨盆的招式。仰躺平臥床上，慢慢吸氣時，腹部緊縮，合力將雙腳微微抬高離床面約十公分左右，然後腰臀合力將雙腳緩緩向左擺動，再向右擺動。左右來回擺動的過程中，雙腳維持在同一水平上，臀部不要離開床面。雙腳往左或往右擺動的過程中，呼氣；回到原位的過程中，吸氣。

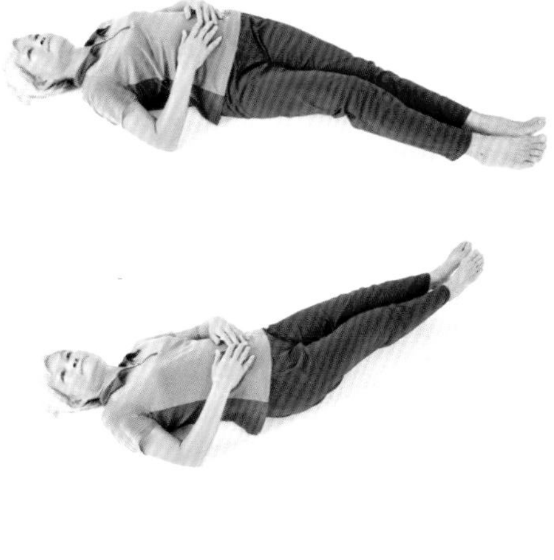

5-8 對空踩腳踏車

鍛鍊部位 腰背肌肉和筋骨、腹部肌肉、骨盆、下肢的肌肉、筋骨和關節

適用症狀 膝關節疼痛或退化、腰背痠痛、骨盆發炎、下肢無力

人老腳先衰，所以所有的氣功都強調鍛鍊「下盤」，就是腰臀和下肢。沒有機會練氣功的人就練「對空踩腳踏車」吧！別看它動作簡單，若能掌握要領，動作到位，只要踩踏幾下，就讓你氣喘如牛，全身疲累。因為它鍛鍊到的部位多，效果好。這是預防膝關節退化的好運動，膝關節不好的人不妨多鍛鍊。

1 單腳上踩

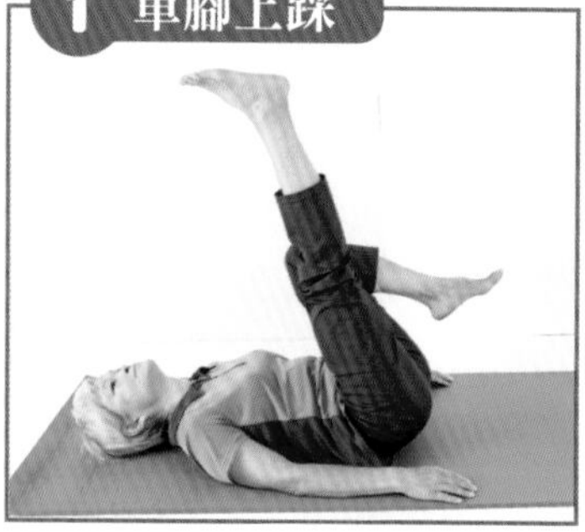

先將右腳伸起來，向上伸直，再像是騎腳踏車一樣，雙腳對空循環踩踏。

2 循環踩踏

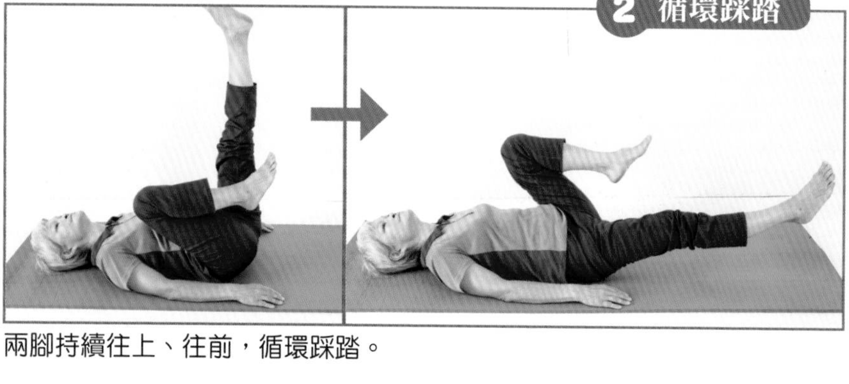

兩腳持續往上、往前，循環踩踏。

3 倒踩踩踏車

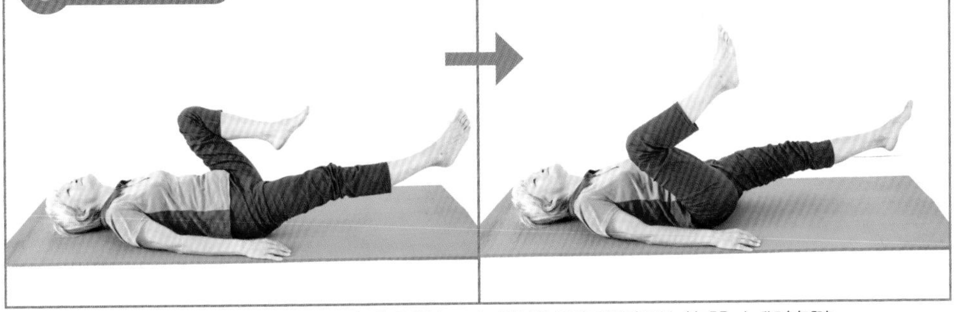

順踩腳踏車久了之後，可以反方向踩踏，加強鍛鍊每個部位的肌肉與筋腱。

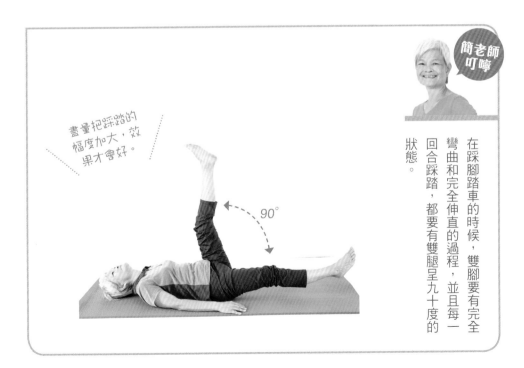

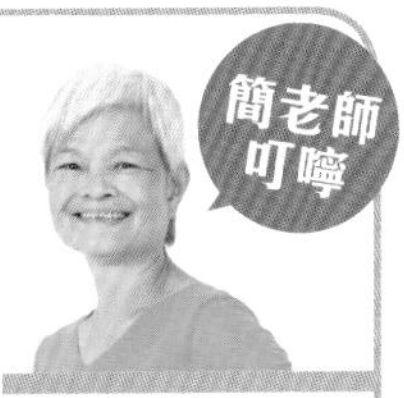
簡老師
叮嚀

在踩腳踏車的時候，雙腳要有完全彎曲和完全伸直的過程，並且每一回合踩踏，都要有雙腿呈九十度的狀態。

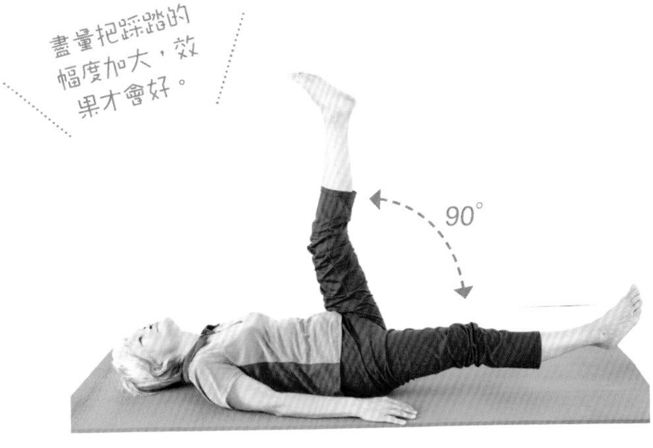
盡量把踩踏的
幅度加大，效
果才會好。
90°

5-9 對空踢腿

鍛鍊部位 腰背的肌肉和筋骨、骨盆、腹部肌肉、下肢的肌肉、筋骨和關節

適用症狀 膝關節疼痛或退化、下肢無力

「對空踩腳踏車」和「對空踢腿」都是鍛鍊下半身筋骨、肌肉的好運動，差別在於前者動作緩慢而相當費力氣，後者速度快而較省力氣。前者強調動作的幅度大，鍛鍊的部位多，後者強調靠臀腹瞬間發出的彈力將雙腳踢向空中，以及雙腳瞬間完全放鬆自然下墜。後者一緊一鬆的過程中產生的振盪力能促進腰腹以下部位的氣血循環，膝關節會更健康。

1 平躺屈腿

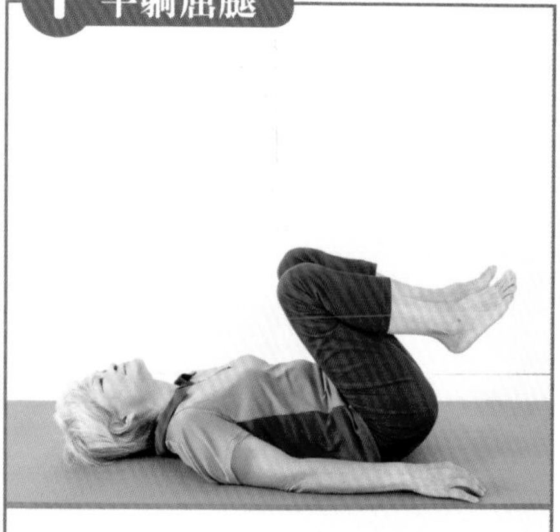

平躺仰臥，將兩隻腳先彎曲抬起，使大腿靠近胸部。

2 向上踢腿

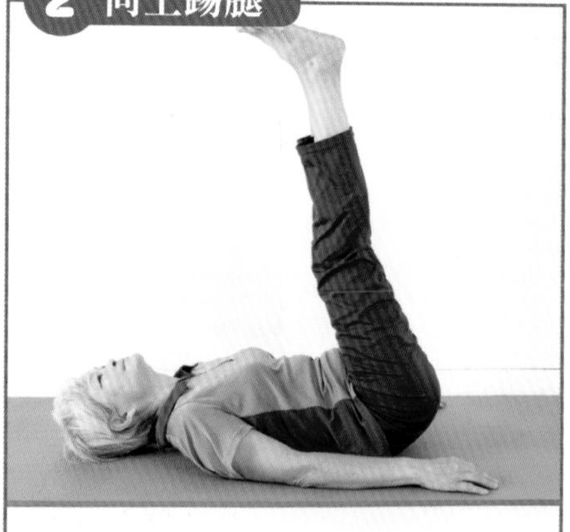

用腹部瞬間出力，把兩隻腳往天花板踢去，踢去之後就放鬆，讓它掉下來。重複五到八次。

5-10

左右擺蓮

鍛鍊部位 骨盆和下肢

適用症狀 髂骨痠痛、骨盆腔容易發炎

「左右擺蓮」特別強調轉動踝關節時，腳跟要往前推至極限或往後縮到極限，腳背也是盡量伸展到感覺緊繃的程度，這樣的過程會牽引到與踝關節相關的所有筋腱，你若感覺到小腿前面、後面的肌肉和筋腱一緊一鬆交替著，這就對了。

1 伸直平躺

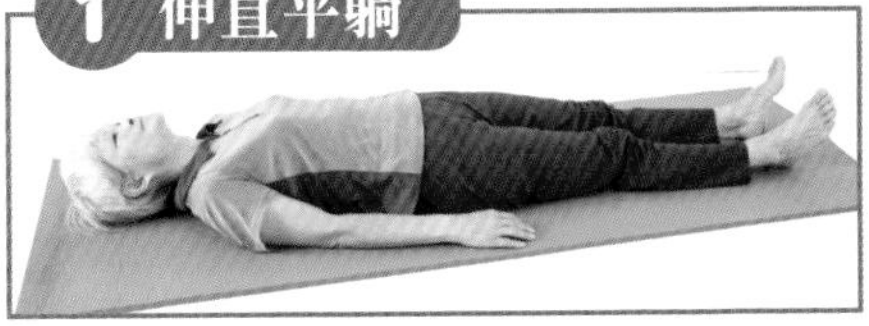

仰臥平躺，腳跟盡量往前伸展，直到下肢後面到腳跟，都有緊繃的感覺。

2 向右旋轉

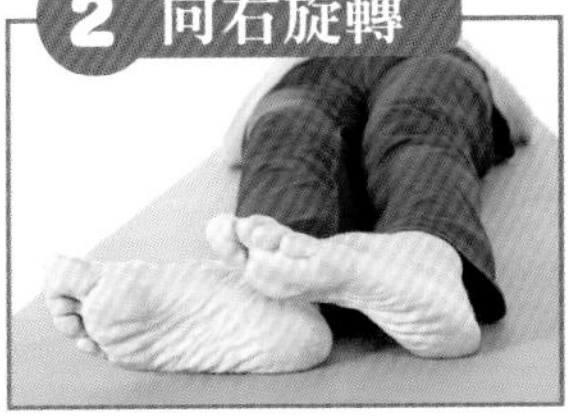

腳掌往右倒，以腳跟為軸心旋轉腳掌。轉到正中位置時，腳跟須盡量往後縮，再轉向左邊。

3 向左反轉

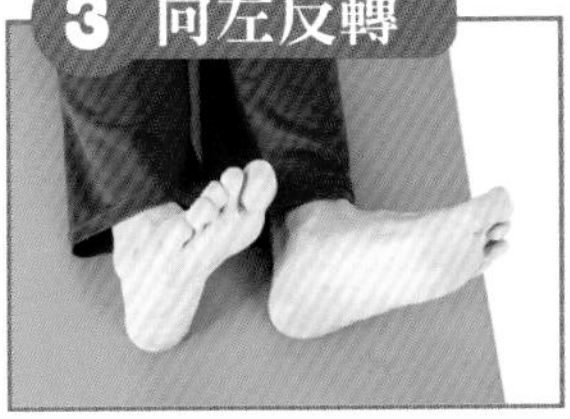

連續動作做幾次之後，反轉方向，持續的翻轉。

簡老師叮嚀

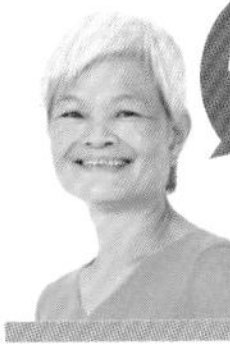

初學者躺著做「左右擺蓮」比較容易使力，練久了動作就會越來越靈活，力道越來越到位，效果逐漸增加。熟而生巧以後，即使坐著時雙腳懸空都能很到位地鍛鍊。練功在生活，意思是生活中的任何片段時間都可以用來鍛鍊身體，對運動員來說，左右擺蓮這一招就顯得更實際而有用了。